Intravenöse Anästhesie (IVA) [32]

Die intravenöse Anästhesie (IVA) ist eine Form der Narkose, bei der Anästhetika direkt in die Blutbahn injiziert werden.
Bei der totalen intravenösen Anästhesie (TIVA) werden ausschließlich injizierbare Anästhetika verwendet.

Ziel

Das Hauptziel der intravenösen Anästhesie ist es, Pat. während chirurgischer Eingriffe schmerzfrei zu halten.

Vorteile

- Schnelle Wirkung durch direkte Verabreichung in die Blutbahn
- Hohe Effizienz und gute Steuerbarkeit der Narkosetiefe
- Meist schnellere Erholung der Pat. im Vergleich zu anderen Methoden

Vorbereitung

- Nüchternheit des Pat. (6 h keine feste Nahrung, 2 h keine klaren Flüssigkeiten)
- Verzicht des Pat. auf Rauchen am Tag des Eingriffs
- Abklärung der Medikamenteneinnahme mit dem Anästhesisten
- Anlegen eines venösen Zugangs vor der Narkoseeinleitung
- Bereitstellung der benötigten Medikamente und Infusionslösungen

Durchführung

- Anschluss des Pat. an Überwachungsgeräte
- Präoxygenierung mit reinem O_2 für 3–5 Minuten
- I.v.-Gabe von Narkosemitteln, Schmerzmitteln und ggf. Muskelrelaxanzien
- Aufrechterhaltung der Narkose mittels kontinuierlicher Infusion über einen Perfusor

Überwachung während der intravenösen Anästhesie

- Kontinuierliche Messung von Herzfrequenz, RR und O_2-Sättigung
- Kapnometrie zur Überwachung der CO_2-Konzentration in der Ausatemluft
- Neuromonitoring des ZNS zur Beurteilung der Narkosetiefe
- Bei TIVA wird die Verwendung eines BIS-Monitors (Bispektraler Index) empfohlen, da die Konzentration der Anästhetika nicht über die Ausatemluft gemessen werden kann
- Die intravenöse Anästhesie ermöglicht eine präzise Steuerung der Narkosetiefe und bietet durch moderne Überwachungsmethoden ein hohes Maß an Sicherheit für die Pat.

Inhalationsanästhesie [33]

Die Inhalationsanästhesie ist eine wichtige Form der Allgemeinanästhesie, bei der gasförmige oder flüchtige Anästhetika über die Atemwege verabreicht werden.

Erklärung und klinische Bedeutung

Inhalationsanästhetika werden zur Narkoseeinleitung und -erhaltung verwendet. Sie ermöglichen eine präzise Steuerung der Narkosetiefe und schnelle Anpassung. Häufig verwendete Substanzen sind Sevofluran, Isofluran und Desfluran.

Verabreichung in drei Phasen

- Einleitung über Maske oder Tubus
- Erhaltungsphase mit konstanter Konzentration
- Ausleitung durch Stoppen der Zufuhr

Dosierung

Die Dosierung wird individuell angepasst. Ein wichtiger Parameter ist die minimale alveoläre Konzentration (MAC) (→ Kap. 4), bei der 50 % der Pat. keine Bewegungsreaktion auf einen chirurgischen Schnitt zeigen.

Autor und Autorin

Akademie der Universitätsklinikum GmbH, Mannheim
Steffen Jugowetz und Anke Kany

Abkürzungen

ABGA	arterielle Blutgasanalyse
ASA	American Society of Anesthesiologists
AWR	Aufwachraum
BIS	bispektral
BTM	Betäubungsmittel
BURP	Backward Upward Rightward Pressure
CO_2	Kohlendioxid
CPR	kardiopulmonale Reanimation
CSE	kombinierte Spinal-Epiduralanästhesie
DK	Dauerkatheter
EKG	Elektrokardiogramm
GIT	Gastrointestinaltrakt
h	(lat. hora) Stunde/n
HWZ	Halbwertzeit
i.v.	intravenös
ITN	Intubationsnarkose
IVA	intravenöse Anästhesie
KI	Kontraindikation
MAC	minimale alveoläre Konzentration
NMM	neuromuskuläres Monitoring
NRS	numerische Ratingskala
NW	Nebenwirkung
O_2	Sauerstoff
p.o.	per os
PDA	Periduralanästhesie
PONV	Postoperative Nausea and Vomiting
ROSC	Return of Spontaneous Circulation
RSI	Rapid Sequence Induction and Intubation
s.c.	subkutan
SGA	supraglottische Atemwegshilfe
TIVA	totale intravenöse Anästhesie
TUR	transurethrale Resektion
VAS	visuelle Analogskala
VRS	verbale Rating Skala

Der Verweis auf die jeweilige Abbildungsquelle befindet sich bei allen Abbildungen im Werk am Ende des Legendentextes in eckigen Klammern.

E876-003	Rall M, Gaba DM. In Miller R.D. (eds): Miller's Anesthesia, 6th ed. Philadelphia,
F588	Knaus WA, Draper EA, Wagner DP, Zimmerman JE. APACHE II: a severity of disease classification system. Crit Care Med. 1985;13(10):818-829.
F771-004	Bromage PR. A comparison of the hydrochloride and carbon dioxide salts of lidocaine and prilocaine in epidural analgesia. Acta Anaesthesiol Scand Suppl. 1965;16:55-69. doi:10.1111/j.1399-6576.1965.tb00523.x
F806-003	Aldrete JA, Kroulik D. A postanesthetic recovery score. Anesth Analg. 1970;49(6):924-934.
F823-007	Prien, T., Aken, H. Die unmittelbar perioperative Phase als Bestandteil der Anästhesie Aufgaben einer perioperativen Anästhesiestation (PAS). Anaesthesist 46 (Suppl 2), S109–S113 (1997). https://doi.org/10.1007/PL00002470
H293	Hurwitz EE, Simon M, Vinta SR, et al. Adding Examples to the ASA-Physical Status Classification Improves Correct Assignment to Patients. Anesthesiology. 2017;126(4):614-622. doi:10.1097/ALN.0000000000001541
L106	Henriette Rintelen, Velbert
L138	Martha Kosthorst, Borken
W1210	Deutsche Gesellschaft für Anästhesiologie und Intensivmedizin e.V. (DGAI)
W1210-005	Deutsche Gesellschaft für Anästhesiologie und Intensivmedizin e.V. (DGAI) S3-Leitlinie „Behandlung akuter perioperativer und posttraumatischer Schmerzen" 2021, AWMF-Register Nr. 001/025.
W1346	APS e.V. (Hrsg) 2024: „Vermeidung einer Eingriffsverwechslung", Berlin. 2. Auflage, Juni 2024

Quellen

[1] Rothmund, Matthias; Schrappe, Matthias (Leitung der Arbeitsgruppe) (2007) Empfehlung zur Vermeidung von Eingriffsverwechslungen – Praxistipps zur Umsetzung. Aktionsbündnis Patientensicherheit e.V. (Hrsg). Abgerufen am 07.01.2024: https://www.aps-ev.de/wp-content/uploads/2016/08/07-09-18_EV_Brosch__re_mit_Umschlag.pdf

[2] Deutsche Gesellschaft für Unfallchirurgie (Hrsg.) (2016) S3 – Leitlinie Polytrauma/Schwerverletzten Behandlung. AWMF Register-Nr. 012/019. Abgerufen am 07.01.2024: https://register.awmf.org/assets/guidelines/012-019l_S3_Polytrauma_Schwerverletzten-Behandlung_2017-08-abgelaufne_01.pdf

[3] Roessler M, Spering C, Schmid O, Bauer M, Ross D: Patientenversorgung im Schockraum – aktueller Stand. Anästh Intensivmed 2017;85:414-428. DOI: 10.19224/ai2017.414

[4] Moecke, Heinz Peter; Marung, Hartwig; Oppermann, Stefan (Hrsg.) (2012) Praxishandbuch Qualitäts- und Risikomanagement im Rettungsdienst. Berlin:

Quellen

Medizinisch wissenschaftliche Verlagsgesellschaft.
[5] Thieme Via Medici: Leichter lernen – mehr verstehen. Vorbereitungen zur Anästhesie. Abgerufen am 12.03.2024: https://viamedici.thieme.de/lernmodul/5486952/4915258/vorbereitung+zur+anästhesie#_8B4D5F4E_13C3_4652_A041_D3AFA0D473BF
[6] Thieme Via Medici: Leichter lernen – mehr verstehen. Postoperative Versorgung im Aufwachraum. Abgerufen am 14.03.2024: https://viamedici.thieme.de/lernmodul/5486981/4915261/postoperative+versorgung+im+aufwachraum+awr#_CF2A30CC_58A7_4619_B89D_6FF8DBCFBA06
[7] Medi Know – Medizin besser verstehen. Mallampati-Kassifikation erklärt. Abgerufen am 19.03.2024: https://medi-know.org/blogs/wissenssnacks-medizin/mallampati?srsltid=AfmBOopZMJi_lsuvSIbZnZlq8HzC0D7Sm1fkSI-8KbT4IjBeppB_lEGB
[8] IntensivCareUnit. Apache II. Abgerufen am 17.03.2024: http://www.intensivcareunit.de/apache2.html
[9] Thieme Via Medici: Leichter lernen – mehr verstehen. Injektionsanästhetika. Abgerufen am 11.03.2024: https://viamedici.thieme.de/lernmodul/8658842/4959040/injektionsanästhetika#section_gxp_nyn_g3b_20190701165145177
[10] Knipfer, Eva; Kochs, Eberhard (2022). Klinikleitfaden Anästhesieplfege. 4.Auflage. ISBN978-3-437-27452-7. München: Elsevier GmbH
[11] Thieme Via Medici: Leichter lernen – mehr verstehen. Inhalationsanästhetika. Abgerufen am 15.04.2024: https://viamedici.thieme.de/lernmodul/8658819/4959040/inhalationsanästhetika#n7b9c20259740764d
[12] Thieme Via Medici: Leichter lernen – mehr verstehen. Periphere Muskelrelaxanzien. Abgerufen am 13.04.2024: https://viamedici.thieme.de/lernmodul/5197350/4915634/periphere+muskelrelaxanzien#section_lyj_m3q_xlb_20200605164014815
[13] Larsen, Reinhard (2007). Anästhesie und Intensivmedizin. 7. Auflage. ISBN-13 978-3-540-72273-1. Heidelberg: Springer Medizin Verlag
[14] Berufsverband Deutscher Anästhesisten (o.J.). Überwachung nach Anästhesieverfahren – Empfehlung der Deutschen Gesellschaft für Anästhesiologie und Intensivmedizin und des Berufsverbandes Deutscher Anästhesisten. Abgerufen am 19.04.2024: https://www.bda.de/docman/alle-dokumente-fuer-suchindex/oeffentlich/empfehlungen/567-empfehlung-zur-ueberwachung-nach-anaesthesieverfahren/file.html
[15] Deutsche Gesellschaft für Anästhesiologie und Intensivmedizin e.V. (DGAI) (2021). Behandlung akuter perioperativer und posttraumatischer Schmerzen (AWMF-Register Nr.: 001/025 Klasse: S3) abgerufen am 19.04.2024: https://register.awmf.org/assets/guidelines/001-025l_S3_Behandlung-akuter-perioperativer-posttraumatischer-Schmerzen_2022-11.pdf
[16] Eberhart, Leopold; Anders, Marc; Reyle-Hahn, Stephan-Marttias; Kranke, Peter (o.J.). Postoperative Phase/Aufwachraum. In: Die Anästhesiologie. Springer Medizin. Abgerufen am 20.04.2024: https://www.springermedizin.de/emed-

pedia/detail/die-anaesthesiologie/post-operative-phase-aufwachraum?epedia-Doi=10.1007%2F978-3-662-45539-5_70
[17] CNE Online. Abgerufen am 12.12.2024: CNE.online - Certified Nursing Education - Weiterbildungen
[18] Knipfer, Eva; Kochs, Eberhard. Klinikleitfaden Anästhesiepflege, 4. Auflage, ISBN: 978-3-437-27452-7, München: Elsevier
[19] Kany, Anke, Knipfer, Eva. Fachpflege Intensivpflege, 3. Auflage, ISBN: 978-3-437-25214-3, München: Elsevier
[20] Knipfer, Eva; Kochs, Eberhard. Klinikleitfaden Anästhesiepflege, 4. Auflage, ISBN: 978-3-437-27452-7, München: Elsevier
[21] Kany, Anke, Knipfer, Eva. Fachpflege Intensivpflege, 3. Auflage, ISBN: 978-3-437-25214-3, München: Elsevier
[22] Renner, Markus. Die Blutgasanalyse In: intensiv, Thieme, 2009; 17(4): 204-207. Abgerufen am 20.12.2024: Arterielle Blutgasanalyse: Bedeutung & Durchführung
[23] Buchert, Christoph, Buchert, Dieter. Kapnometrie und Kapnografie-Einsatzmöglichkeiten und richtige Interpretation. In: retten!, Thieme, 2022; 11(01): 56-64
[24] Roewer, Norbert, Holger Thiel, Taschenatlas Anästhesie, 6. Auflage; ISBN 978-3-13-240374-1, Stuttgart, Thieme Verlag KG
[25] Striebel, Hans Walter, Anästhesie Intensiv Notfallmedizin, 10. Auflage; ISBN 978-3-13-243104-1, Stuttgart: Thieme Verlag KG
[26] Heller, A.R, Brückner, J.B Update Inhalationsanästhesie. Abgerufen am 28.12.2024: https://www.ai-online.info
[18] https://www.amboss.com/de/wissen/allgemeinanasthesie; abgerufen am 01.01.2025
[29] 001-028l_S1_Atemwegsmanagement_2023-09.pdf; abgerufen am 29.12.2024
[30] Was ist Anästhesie? Anästhesie. Anästhesisten im Netz - Ihr Portal für Anästhesie, Intensivmedizin, Notfallmedizin, Schmerzmedizin und Palliativmedizin; abgerufen am 03.01.2025
[31] Allgemelnanästhesle - Wlssen @ AMBOSS; abgerufen am 21.12.2024
[32] Intravenöse Anästhetika, Opioide, Sedativa, TIVA - PMC; abgerufen am 19.12.2024
[33] Inhalationsanästhesie - PMC; abgerufen am 20.12.2024
[34] Regionalanästhesie: Überblick - via medici; abgerufen am 18.12.2024
[35] Volk,Thomas. Spinalanästhesie-Typische Komplikationen und wie man sie vermeidet. In: Anästhesiologie Intensivmedizin Notfallmedizin Schmerztherapie (AINS), 2010, 45 (3): 188-195, Stuttgart: Thieme Verlag KG
[36] https://www.amboss.com/de/wissen/peridualanaesthesie-klinische-anwendung; abgerufen am 23.12.2015
[38] https://www.ambos.com/de/wissen/spuraklavikulare-plexusblockade-klinische-anwednung; abgerufen am 20.12.2024
[39] Lokalanästhetika - PMC; abgerufen am 19.12.2024
[40] https://www.bda.de/docman/alle-dokumente-fuer-suchindex/oeffentlich/empfehlungen/569-mindestanforderungen-an-den-anaesthesiologischen-arbeitsplatz; abgerufen am 02.01.2025

Definition von Narkose und Anästhesie [30]

Narkose (Allgemeinanästhesie)

Eine Narkose ist ein medikamentös herbeigeführter, reversibler Zustand der Bewusstlosigkeit, bei dem folgende Komponenten ausgeschaltet werden:

- Bewusstsein
- Schmerzempfindung
- Erinnerungsvermögen
- Reflexe (teilweise)

Sie wird durch die Verabreichung verschiedener Medikamente erreicht, die i. v. oder inhalativ zugeführt werden.

Ziele der Narkose:

- Hypnose (Bewusstlosigkeit)
- Analgesie (Schmerzausschaltung)
- Relaxation (Muskelentspannung)
- Vegetative Dämpfung (Reflexe unterdrücken, Kreislauf stabilisieren)
- Amnesie (Erinnerung verhindern)
- Stressabschirmung

Anästhesie

Der Begriff Anästhesie umfasst ein breiteres Spektrum an Verfahren zur Ausschaltung von Schmerzen und Empfindungen. Dazu gehören:

- Allgemeinanästhesie (Vollnarkose)
- Regionalanästhesie (z. B. Spinal- oder Epiduralanästhesie)
- Lokalanästhesie

Intubationsnarkose [31]

Die Intubationsnarkose (ITN) ist eine spezielle Form der Allgemeinanästhesie, bei der ein Beatmungsschlauch (Endotrachealtubus) in die Luftröhre des Pat. eingeführt wird. Diese Methode bietet mehrere Vorteile und wird bei vielen operativen Eingriffen angewendet.

Durchführung

Der Ablauf einer Intubationsnarkose umfasst mehrere Schritte:

- *Vorbereitung:* Pat. an Überwachungsgeräte anschließen und venösen Zugang legen
- *Präoxygenierung:* Pat. atmet für 3–5 Minuten reinen O_2 ein, um O_2-Reserve aufzubauen
- *Narkoseeinleitung:* i. v.-Gabe von Narkosemitteln, Schmerzmitteln und meist auch Muskelrelaxanzien
- *Intubation:* Einführen des Endotrachealtubus durch Mund oder Nase in die Luftröhre unter Sicht mit einem Laryngoskop
- *Sicherung:* Aufblasen des Cuffs am Tubus, um die Atemwege abzudichten
- *Beatmung:* Anschluss an das Beatmungsgerät und Fortführung der Narkose. Die Beatmung sollte immer an die OP sowie an die individuellen Bedürfnisse der Pat. angepasst werden

Indikationen

- OPs im Brust- oder Bauchraum
- Langdauernde und belastende Eingriffe
- OPs in ungünstigen Positionierungen (z. B. Bauchlage)
- Eingriffe an Kopf, Hals oder Luftwegen
- Notfalleingriffe bei aspirationsgefährdeten Pat.

MERKE

Die Intubationsnarkose ist eine hochentwickelte und sichere Methode der Allgemeinanästhesie, die eine optimale Versorgung der Pat. während operativer Eingriffe ermöglicht.

Löslichkeit und Blut-Gas-Verteilungskoeffizient

Der Blut-Gas-Verteilungskoeffizient quantifiziert die Löslichkeit eines Inhalationsanästhetikums im Blut. Er gibt das Verhältnis der Konzentration im Blut zur Konzentration in der Gasphase im Gleichgewicht an.

MERKE

Beispiele für Blut-Gas-Verteilungskoeffizienten:

- Desfluran: 0,42 (→ Tab. 3.6)
- Sevofluran: 0,65 (→ Tab. 3.6)
- Isofluran: 1,4 (→ Tab. 3.6)

Ein **niedriger** Koeffizient bedeutet eine geringere Löslichkeit im Blut, was zu einer **schnelleren** An- und Abflutung des Anästhetikums führt. Dies beeinflusst direkt die Geschwindigkeit, mit der ein anästhetischer Zustand erreicht und beendet wird.

Aufnahme und Verteilung

Die Tiefe der Narkose hängt vom Partialdruck des Anästhetikums im Gehirn ab. Nach dem Henry-Gesetz strebt der Partialdruck in allen Geweben ein Gleichgewicht mit dem Partialdruck in der Alveolarluft an. Die Geschwindigkeit der Aufnahme wird beeinflusst durch:

- **Durchblutung der Gewebe:** Gut durchblutete Organe wie Gehirn, Herz und Leber erreichen schneller ein Gleichgewicht.
- **Größe der Ventilation:** Eine gesteigerte Atmung kann die Narkoseeinleitung beschleunigen, besonders bei gut im Blut löslichen Anästhetika.
- **Verteilung im Körper in Abhängigkeit von:**
  - Gewebelöslichkeit des Anästhetikums
  - Durchblutung der Gewebe
  - Partialdruckdifferenz zwischen Blut und Gewebe

Gut durchblutete Organe erreichen innerhalb von 10–15 Minuten ein Gleichgewicht, während die Aufsättigung des Fettgewebes über viele Stunden verläuft.

Regionale Verfahren [34]

Die Regionalanästhesie umfasst verschiedene Verfahren zur Schmerzausschaltung in bestimmten Körperregionen, ohne das Bewusstsein zu beeinträchtigen.

Rückenmarksnahe (zentrale) Verfahren:

- Spinalanästhesie
- Periduralanästhesie (PDA)
- Kombinierte Spinal-Epiduralanästhesie (CSE)

Periphere Nervenblockaden:

- Plexusblockaden (z. B. axilläre oder vertikale infraklavikuläre Plexusblockade)
- Einzelnervenblockaden (z. B. Femoralis- oder Ischiadicus-Block)

Das Hauptziel der Regionalanästhesie ist die Ausschaltung der Schmerzempfindung in bestimmten Körperregionen durch die Gabe von Lokalanästhetika. Dies ermöglicht schmerzfreie operative Eingriffe oder eine effektive postoperative Schmerztherapie.

Vorbereitung

- Ausführliche Patientenaufklärung und Einholung der Einwilligung
- Überprüfung von Laborwerten und Gerinnungsparametern
- Vorbereitung der benötigten Materialien (Lokalanästhetika, sterile Abdeckung, Punktionsnadeln)
- Anlegen eines venösen Zugangs
- Anschluss an Überwachungsmonitore (EKG, RR, O_2-Sättigung)

Durchführung
Die Durchführung variiert je nach Verfahren, folgt aber generell diesem Ablauf:

- Positionierung des Pat.
- Desinfektion und sterile Abdeckung des Punktionsgebiets
- Lokalanästhesie der Einstichstelle
- Punktion und Identifikation der Zielstruktur (Ultraschall und/oder Nervenstimulation)
- Injektion des Lokalanästhetikums
- Bei Katheterverfahren: Einbringen und Fixierung des Katheters

Überwachung
- Kontinuierliche Messung von Herzfrequenz, RR und O_2-Sättigung
- Regelmäßige Kontrolle der Blockadeausbreitung und -qualität
- Überwachung auf Anzeichen einer Lokalanästhetika-Intoxikation
- Bei ambulanten Eingriffen: Einhaltung definierter Überwachungsintervalle und Entlassungskriterien

Spinalanästhesie [35]
Die Spinalanästhesie ist eine Form der Regionalanästhesie, bei der ausgewählte Segmente im kaudalen Teil des Rückenmarks anästhesiert werden. Sie zählt zur Gruppe der zentralen Leitungsanästhesien und bewirkt eine passagere und reversible Funktionshemmung der betroffenen Nerven. Die volle Wirkung der Spinalanästhesie tritt nach etwa 15 Minuten ein.

Vor der Spinalanästhesie:

- Persönliches Gespräch und notwendige Untersuchungen
- Aufklärungsbogen ausfüllen
- Laborwerte (Hb/Hk, Q/INR, TC, K+, BZ) überprüfen
- Legen eines venösen Zugangs mit Lokalanästhesie
- Anschließen des Standard-Monitorings

Positionierung:
- Sitzend oder in Seitenlage mit gekrümmtem Rücken

Vorbereitung:
- Sorgfältige Desinfektion und sterile Abdeckung des Rückens
- Legen eines venösen Zugangs und Anschluss des Basismonitorings (EKG, Pulsoxymetrie, RR-Messung)
- Lokalanästhesie: örtliche Betäubung der Haut an der Einstichstelle
- Punktion: mit einer speziellen Spinalnadel (meist Pencil-Point-Kanüle) zwischen dem 2. und 3. (L2/L3) oder 3. und 4. Lendenwirbel (L3/L4)
- Vorsichtiges Vorschieben der Nadel bis zum Subarachnoidalraum
- Verifizierung: korrekte Lage der Nadel wird durch Austritt von klarem Liquor cerebrospinalis bestätigt
- Injektion: Lokalanästhetikum (meist Bupivacain) langsam und gleichmäßig in den Liquorraum injizieren
- Abschluss: nach Injektion Kanülen entfernen und Einstichstelle mit sterilem Pflaster abdecken
- Positionierung des Pat. in Rückenlage
- Kontinuierliche Überwachung von Vitalparametern und Ausbreitung der Anästhesie

Komplikationen
- Übelkeit und Erbrechen
- Hypotonie
- Postduralpunktionskopfschmerz
- Harnverhalt
- In seltenen Fällen: Infektionen, Nervenverletzungen oder **totale Spinalanästhesie**

Kontinuierliche Überwachung nach der Spinalanästhesie: bis keine Komplikationen der vitalen Funktionen mehr zu erwarten sind:

- Vitalparameter kontrollieren: Atemfrequenz, Herzfrequenz, RR und O_2-Sättigung
- Pat. über mögliche Nebenwirkungen informieren und um Rückmeldung bitten
- Niveauausbreitung der Anästhesie testen
- Restriktive Infusionszufuhr und bei Bedarf Kompensation mit Vasoaktiva

Periduralanästhesie [36]

Die Periduralanästhesie (PDA) ist eine Form der zentralen Leitungsanästhesie, bei der ein Lokalanästhetikum und/oder ein Opioidanalgetikum in den Periduralraum der Wirbelsäule eingebracht wird, um die Schmerzempfindung in bestimmten Körperregionen auszuschalten.

Vorbereitung:

- Persönliches Gespräch und notwendige Untersuchungen
- Ausfüllen eines detaillierten Aufklärungsbogens durch Pat.
- Überprüfung der Laborwerte (Hb/Hk, Q/INR, TC, K^+, BZ)
- Legen eines venösen Zugangs mit Lokalanästhesie
- Anschluss des Standard-Monitorings

Durchführung:

- Positionierung des Pat. (sitzend oder in Seitenlage)
- Desinfektion und sterile Abdeckung des Rückens
- Lokale Betäubung der Haut an der Einstichstelle
- Einführen einer speziellen Nadel in den Periduralraum
- Einführen eines dünnen Plastikkatheters über die liegende Kanüle
- Entfernung der Kanüle und Fixierung des Katheters
- Injektion des Lokalanästhetikums über den Katheter

Komplikationen:

- RR-Abfall
- Infektionen an der Einstichstelle oder im umliegenden Gewebe

- Unzureichende Schmerzlinderung
- Taubheit oder Schwäche in den Extremitäten
- Versehentliche Punktion der Dura mater
- Neurologische Komplikationen wie Nervenverletzungen
- In seltenen Fällen: Verletzung des Rückenmarks mit Risiko einer Querschnittslähmung

Überwachung:

- Kontinuierliche Überwachung der Vitalparameter (RR, Herzfrequenz, O_2-Sättigung)
- Regelmäßige Kontrolle der Ausbreitung der Anästhesie
- Beobachtung möglicher Nebenwirkungen
- Anpassung der Infusionszufuhr und ggf. Gabe von Vasoaktiva bei RR-Abfall
- Sorgfältige Überwachung der Katheterstelle auf Anzeichen von Infektionen

MERKE

Bei der Periduralanästhesie werden zwei Haupttechniken zur Identifikation des Periduralraums verwendet:

Methode des hängenden Tropfens:

- Nadel bis zum Ligamentum flavum vorschieben
- Mandrin entfernen und kleinen Tropfen Kochsalzlösung am Kanülenende platzieren
- Beim Erreichen des Periduralraums wird der Tropfen aufgrund des dort herrschenden Unterdrucks in die Kanüle gesaugt

Methode ist nicht immer zuverlässig, da der Unterdruck nicht bei allen Pat. vorhanden ist (z. B. bei Schwangeren).

Axilläre Plexusblockade [38]

Vorbereitung:

- Aufklärung des Pat. und Einholung der Einwilligung

- Überprüfung der Laborwerte, insb. der Blutgerinnung
- Anlegen eines venösen Zugangs und Anschluss des Standardmonitorings
- Positionierung des Pat. (liegend)
- Desinfektion des Punktionsbereichs
- Vorbereitung des Ultraschallgeräts und der sterilen Abdeckung der Sonde

Durchführung

- Lokalisation der Zielnerven mittels Ultraschall an der oberen Oberarminnenseite
- Örtliche Betäubung der Punktionsstelle
- Einführen der Punktionsnadel unter Ultraschallsicht
- Lagekontrolle mittels Nervenstimulation
- Injektion des Lokalanästhetikums oder Einlegen eines Katheters

Einzelnervenblockaden [39]

Spezifische Formen der Regionalanästhesie, bei denen gezielt einzelne Nerven blockiert werden, um eine lokale Anästhesie in einem bestimmten Körperbereich zu erreichen. Diese Technik wird häufig für OPs an den Extremitäten eingesetzt.

Einzelnervenblockaden der oberen Extremität

- **Nervus-radialis-Block:** in der Ellenbeuge oder am Handgelenk
  - *Indikation:* OP am Handrücken oder Daumen
- **Nervus-medianus-Block:** in der Ellenbeuge oder am Handgelenk
  - *Indikation:* OP an der Handinnenfläche oder den Fingern 2–4
- **Nervus-ulnaris-Block:** am Ellbogen oder am Handgelenk
  - *Indikation:* OP am Kleinfinger oder der Außenseite der Hand
- **Nervus-musculocutaneus-Block:** in der Ellenbeuge
  - *Indikation:* Ergänzung zu anderen Blockaden für vollständige Anästhesie des Unterarms

Durchführung:

- **Nervenstimulation:** Hierbei wird eine Stimulationskanüle verwendet, die elektrische Impulse aussendet. Durch Anwendung einer kurzen Impulsbreite (< 150 µs) können gezielt die motorischen Fasern (Aα) gereizt werden, ohne Schmerzen auszulösen.
- **Ultraschallgesteuerte Blockade:** Der zu blockierende Nerv wird mit Ultraschall sichtbar gemacht. Die Kanüle kann so zielgerichtet in die unmittelbare Nähe des Nervs vorgeschoben werden. Die Injektion des Lokalanästhetikums um den Nerv herum ist als Schwarzfärbung im Ultraschallbild erkennbar.

Vorteile:

- Präzise Anästhesie des Zielgebiets
- Geringerer Bedarf an Lokalanästhetika im Vergleich zu Plexusblockaden
- Reduziertes Risiko für systemische Nebenwirkungen
- Möglichkeit, mehrere Blockaden zu kombinieren für eine maßgeschneiderte Anästhesie

Nachteile:

- Erfordert spezielle Kenntnisse der Anatomie und Techniken
- Kann zeitaufwändiger sein als andere Anästhesiemethoden
- Möglichkeit unvollständiger Blockade, die zusätzliche Anästhesie erfordert

Einzelnervenblockaden der unteren Extremität

Einteilung:

- Blockaden im Versorgungsbereich des Plexus lumbalis (z. B. Psoasblock, Femoralisblock)
- Blockaden im Versorgungsbereich des Plexus sacralis
- Ischiadikusblockaden (proximal und distal)
- Einzelnervenblockaden

Durchführung:
- Meist ultraschallgesteuert oder mittels Nervenstimulation
- Lokalisation des zu blockierenden Nervs
- Verwenden einer Stimulationskanüle zur elektrischen Stimulation
- Injektion des Lokalanästhetikums bei korrekter Nadelposition

Anwendungsgebiete:
- OPs an Hüfte, Knie, Unterschenkel und Fuß
- Schmerztherapie nach Eingriffen
- Alternative zur Spinal- oder Periduralanästhesie bei Risikopat.

Narkosearbeitsplatz [40]

Der Anästhesiearbeitsplatz ist ein speziell ausgestatteter Bereich, der für die sichere Durchführung von Anästhesien konzipiert ist. Er umfasst verschiedene Komponenten, die für die Patientenüberwachung und -versorgung während einer OP essentiell sind.

Offene Narkosesysteme (historisch, heute nicht mehr in Gebrauch):
- Narkosegase nicht von der Umgebungsluft getrennt
- Keine genaue Dosierung der Narkosegase möglich
- Keine Rückatmung der ausgeatmeten Luft
- *Beispiele:* Schimmelbusch-Maske, Insufflationsspatel

Halboffene Narkosesysteme:
- Einatmung aus dem Narkosesystem, Ausatmung in die Umgebung
- Frischgas transportiert und verdünnt das Narkosemittel
- Keine Rückatmung
- Exspirationsluft strömt über ein Nichtrückatmungsventil ins Freie
- Kein CO_2-Absorber erforderlich

Halbgeschlossene Narkosesysteme:
- Aktuell am häufigsten verwendete Systeme
- In- und Exspiration erfolgen in das Kreisteil des Narkosesystems
- CO_2 wird im Atemkalk absorbiert

- Teilweise Rückatmung von Gas
- Wirtschaftliches Verfahren mit geringem Frischgasverbrauch (0,5–1,0 L O_2/min)
- Ventile geben die Flussrichtung im System vor

MERKE

Dieses System ist heute der Standard bei Allgemeinanästhesien.

Geschlossene Narkosesysteme:
- Ausgeatmete Gase werden nach CO_2-Elimination vollständig zurückgeatmet
- Frischgasvolumen entspricht genau dem vom Pat. aufgenommenen Volumen
- Im Gleichgewichtszustand nur etwa 250–300 ml/min Frischgas erforderlich
- Erfordert spezielle, elektronisch gesteuerte Geräte
- *Vorteile:* extrem niedriger Frischgasverbrauch, max. Wärme- und Feuchtigkeitszufuhr, keine Umweltbelastung durch Narkosegase

C-Griff und BURP-Manöver [28]

Der C-Griff und das BURP-Manöver sind wichtige Techniken in der Notfall- und Anästhesiemedizin, die bei der Atemwegssicherung und Beatmung von Pat. zum Einsatz kommen.

C-Griff

Der C-Griff ist eine Technik zur Fixierung einer Beatmungsmaske auf dem Gesicht eines Pat., um eine effektive Maskenbeatmung zu ermöglichen.

Durchführung:

- Daumen und Zeigefinger bilden ein „C“ auf der Beatmungsmaske
- Die übrigen Finger greifen den Unterkieferkörper (Corpus mandibulae)
- Vorsichtiger Zug überstreckt den Hals nach hinten (Reklination)

Zweck:

- Dichter Sitz der Maske für suffiziente Beatmung
- Freihalten der Atemwege durch Überstreckung des Halses

Varianten: *Doppelter C-Griff:* Bei schwieriger Beatmung wird die Maske mit beiden Händen gehalten, während eine zweite Person den Beatmungsbeutel bedient.

Anwendungsgebiete:

- Anästhesie
- Intensivmedizin
- Notfallmedizin

BURP-Manöver

Das BURP-Manöver (Backward Upward Rightward Pressure) ist ein Handgriff zur Verbesserung der Sicht bei einer schwierigen endotrachealen Intubation.

Durchführung: *Druck auf den Schildknorpel in drei Richtungen:*

- Nach hinten (backward)
- Nach oben (upward)
- Nach rechts (rightward)

Zweck:
- Verbesserte Sicht auf die Stimmlippen (Glottis)
- Erleichterung der Tubus-Einführung

Schwieriger Atemweg [29]

Der Begriff „schwieriger Atemweg“ beschreibt Probleme, die bei der Atemwegssicherung auftreten können. Diese Definition basiert auf dem Facharztstandard für Anästhesiologie und setzt ausreichende Erfahrung in den jeweiligen Techniken voraus.

Schwierigkeiten können auf verschiedenen Ebenen auftreten:

Schwierige Oxygenierung:
- Mit Gesichtsmaske oder supraglottischer Atemwegshilfe (SGA)
- Wenn das Ausgangsniveau der O_2-Sättigung nicht erreicht werden kann

Schwierige SGA-Platzierung:
- Mehr als zwei Versuche zur korrekten Platzierung notwendig

Unmögliche Laryngoskopie:
- Glottis nicht visualisierbar
- Entspricht Cormack & Lehane Grad III oder IV

Schwierige endotracheale Intubation:
- Mehr als zwei Intubationsversuche notwendig
- „Cannot ventilate, cannot oxygenate“-Situation (weder Ventilation noch Oxygenierung möglich)

Diese Definitionen helfen Anästhesisten, potenzielle Probleme bei der Atemwegssicherung zu erkennen und entsprechende Maßnahmen zu ergreifen.

Ebenen der Atemwegssicherung: Bei der Sicherung der Atemwege unterscheidet man vier Ebenen, die verschiedene Möglichkeiten zur Oxygenierung bzw. Ventilation des Pat. bieten:

- *Ebene: Gesichtsmaske*
  - Spontanatmung
  - Unterstützte Beatmung
  - Kontrollierte Beatmung
- *Ebene: supraglottische Atemwegshilfe (SGA):* verschiedene Arten von Larynxmasken oder ähnlichen Hilfsmitteln
- *Ebene: endotracheale Intubation:* Platzierung eines Tubus in der Trachea
- *Ebene: translaryngealer/transtrachealer Zugang:* invasive Methoden wie Koniotomie oder Tracheotomie

BEACHTE

Es ist wichtig, dass bei jeder Atemwegssicherung das notwendige Material für alle vier Ebenen verfügbar ist. Dies ermöglicht ein schnelles und flexibles Vorgehen, falls Schwierigkeiten auf einer Ebene auftreten und ein Wechsel zur nächsten Ebene erforderlich wird.

Vorgehen bei erwartet schwierigem Atemweg

Ein erwartet schwieriger Atemweg kann auf verschiedenen Ebenen der Atemwegssicherung auftreten, sei es durch akute Verletzungen, Erkrankungen oder chronische Zustände. Besonders wichtig ist die Beurteilung möglicher Probleme bei der Maskenbeatmung und der endotrachealen Intubation. Folgende Vorgehensweisen werden empfohlen:
Wenn möglich, sollte primär ein regionalanästhesiologisches Verfahren in Betracht gezogen werden.
Bei Anwendung einer Regionalanästhesie:

- Konzept zur Atemwegssicherung im Team kommunizieren.
- Notwendige Materialien müssen sofort verfügbar sein.

Falls eine Allgemeinanästhesie unumgänglich ist: Bei Hinweisen auf schwierige Maskenbeatmung oder Intubation sollte die Atemwegssicherung unter Erhalt der Spontanatmung erfolgen.

Techniken bei erwartet schwierigem Atemweg:
- Bevorzugte Methode ist der Einsatz eines flexiblen Intubationsendoskops.
- Anästhesist sollte im Umgang mit diesem Gerät geübt sein.
- Wahl zwischen nasalem oder oralem Vorgehen hängt von den Patientengegebenheiten ab.

Durchführung der Intubation:
- Spontanatmung sollte bis zur sicheren Platzierung des Tubus erhalten bleiben.
- Bei wachen Pat. ist eine topische Anästhesie der Atemwege erforderlich.
- Möglichst niedrig dosierte Sedierung anwenden, um Apnoe zu vermeiden.
- Pat. sollte ein O_2-angereichertes Gasgemisch atmen.

Alternative Techniken (bei entsprechender Expertise):
- Videolaryngoskopie
- Tracheotomie
- Translaryngealer/transtrachealer Zugang
- Platzierung einer supraglottischen Atemwegshilfe

In besonderen Fällen, wie bei obstruktiven Tumoren oder Stenosen, kann ein interdisziplinäres Vorgehen, z.B. mit HNO-Ärzten, sinnvoll sein.

Vorgehen bei unerwartet schwierigem Atemweg

Maskenbeatmung

Die Maskenbeatmung ist die grundlegende Methode zur Atemwegssicherung und dient als wichtige Rückfalloption bei Schwierigkeiten. Bei Problemen sollten folgende Maßnahmen ergriffen werden:
- Anheben des Zungengrunds zur Öffnung des oberen Atemwegs
- Einsatz von naso- oder oro-pharyngealen Tuben

- Halten der Maske mit beiden Händen und Anheben des Unterkiefers
- Reklination des Kopfes und Durchführung des Esmarch-Manövers
- Beatmung durch einen zweiten Helfer oder maschinell mit < 15 cm-H_2O
- Erwägung einer neuromuskulären Blockade

Direkte Laryngoskopie

Bei eingeschränkter Sicht auf die Glottis:

- Anwendung von Larynx-Manipulationsmanövern (OELM, BURP)
- Optimierung der Kopfposition
- Verwendung von Tubuseinführhilfen
- Begrenzung auf maximal zwei Versuche

Indirekte Laryngoskopie:

- Einsatz eines Videolaryngoskops als wichtigste Technik
- Verfügbarkeit an jedem anästhesiologischen Arbeitsplatz

Supraglottische Atemwegshilfen (SGA):

- Verwendung von SGA der zweiten Generation
- Anpassung der Kopfposition und Unterkieferanhebung
- Wechsel der Größe oder des Modells bei Problemen

Erwägung einer neuromuskulären Blockade:

- Rückkehr zur Spontanatmung
- Bei frustraner Atemwegssicherung, aber möglicher Oxygenierung
- Prüfung der Möglichkeit zur Rückkehr zur Spontanatmung
- Erwägung einer Antagonisierung oder Reversierung der Anästhetika

Translaryngealer/transtrachealer Zugang

- Die Sicherung des Atemwegs durch translaryngeale und transtracheale Techniken ist die „Ultima Ratio" im Atemwegsmanagement

Letzte Option bei drohender Asphyxie:

- Durchführung einer Koniotomie oder eines anderen invasiven Zugangs

BEACHTE

Wichtig ist, dass bei jedem Schritt die Oxygenierung des Pat. sichergestellt wird und rechtzeitig auf alternative Methoden gewechselt wird, um schwerwiegende Komplikationen zu vermeiden.

RSI [29]

Rapid Sequence Induction and Intubation (RSI): spezielle Technik der Narkoseeinleitung, die das Risiko einer Aspiration von Mageninhalt bei gefährdeten Patienten minimieren soll.

Aspirationsgefährdete Patientengruppen:

- Akutes Abdomen, Erbrechen, Ileus
- Notfälle mit unklarem Nüchternheitsstatus
- Pat., die kürzlich gegessen oder getrunken haben
- Refluxerkrankungen, Ösophagusprobleme
- Schwangerschaft (ab ca. 20. Woche)
- Bestimmte chirurgische Vorgeschichten

Wichtige Punkte:

- Bei Adipositas (BMI > 30) ohne weitere Risikofaktoren ist eine normale Einleitung möglich
- 10 Minuten vor Einleitung kann Na-Citrat-Lösung gegeben werden
- Eine leistungsstarke Absaugeinheit muss bereitstehen
- i. v.-Einleitung mit schnell wirkendem Muskelrelaxans
- Keine Maskenzwischenbeatmung
- Intubation vorzugsweise mit Videolaryngoskop
- Bei sehr hohem Risiko: Mageninhalt vor Einleitung absaugen

BEACHTE

Der Krikoiddruck wird nicht mehr empfohlen. Bei Schwierigkeiten gilt das Vorgehen wie beim unerwartet schwierigen Atemweg.

Pat. sind dem Personal des Aufwachraums (AWR) vom Anästhesisten zu übergeben. Dabei relevante Informationen weitergeben:

- Vollständiger Name
- Art des Anästhesieverfahrens und Besonderheiten
- Art des Eingriffs und Besonderheiten
- Name Anästhesist/Anästhesistin und Operateur/Operateurin
- Zusammenfassung des Zustandes des Pat. inkl. Begleit- und Vorerkrankungen
- Wichtige präoperative Faktoren wie z. B. Kommunikationsprobleme oder psychische Auffälligkeiten
- Spezielle Anordnungen wie respiratorische Therapie, Infusionstherapie, postoperative Medikation [14]

Im Idealfall ist der Pat. bei der Aufnahme in den AWR wach und extubiert, Atmung und Herzkreislauf-Funktionen sind stabil.

- Immer mit vollständigem Namen vorstellen
- Pat. mit Namen ansprechen und über Zeit und Ort informieren
- Kontrolle der Papiere auf Vollständigkeit, Informationen, Empfehlungen und OP-Verlauf [10]

In der sensiblen Phase des AWR können immer wieder Komplikationen auftreten.

Komplikationen [10, 13]

→ Tab. 3.1

Komplikation	Ursache	Maßnahme
Hypertonie	Schmerzen, Kältezittern Häufig volle Harnblase Hypoxämie, Hyperkapnie Überinfusion Vorbestehende Hypertonie	Ursache wenn möglich beseitigen Nach ärztlicher Anordnung Antihypertensiva i. v., s. l. oder p. o. verabreichen
Tachykardie	Häufig: Schmerzen Aufregung Hypovolämie Hypoxie, Hyperkapnie Lungenembolie Herzinsuffizienz	Im Vordergrund stehen Ursachensuche und -behandlung
Hypotonie durch Volumenmangel (RR↓, ZVD↓, Puls↑, Diurese↓ < 0,5–1 ml/kg KG/Std., kalte Körperperipherie, ggf. Zeichen einer Blutung)	Ungenügende Volumensubstitution Anhaltender Blutverlust nach außen oder innen Flüssigkeitsverlust in den extravasalen Raum durch Umverteilung in den Flüssigkeitskompartimenten	Bei Blutungszeichen Arzt informieren Volumensubstitution nach Anordnung, Kreislaufparameter kontrollieren Ggf. zur kurzfristigen Stabilisierung Kopf-Tief-Position wählen, sofern keine Kontraindikation besteht
Hypotonie durch Herzinsuffizienz	Dekompensation einer latenten Herzinsuffizienz durch die Narkose und/oder Hypervolämie	Wenn keine Kontraindikation besteht, Oberkörper hoch positionieren O_2-Gabe Diuretika und positiv inotrope Medikamente nach ärztlicher Anordnung

Tab. 3.1 Komplikationen

Komplikation	Ursache	Maßnahme
Hypotonie durch vagovasale Reaktionen	Neurovegetative Dystonie Angst, Unruhe, Schmerz Opiatwirkung	Mittel der ersten Wahl ist Atropin 0,5–1 mg i. v.
Weitere Herzrhythmusstörungen	Elektrolytstörungen, z. B. Hypokaliämie Digitalisintoxikation Herzerkrankungen Hypoxie, Hyperkapnie Reizwirkung eines liegenden ZVDs	Ursache suchen/behandeln Bei Bedarf nach Anordnung symptomatische Therapie mit Antiarrhythmika
Peripher bedingte Atemstörung (inspiratorischer Stridor, Atemfrequenz ↑, Muskelkraft ↓ bei Relaxanzienüberhang, paradoxe Atemexkursion, S_aO_2 ↓, evtl. Zyanose)	Überhang von Muskelrelaxanzien Verlegung der Atemwege durch Zurückfallen der Zunge/ starke Ödembildung Lokale operative Traumatisierung Laryngo-, Bronchospasmus Schmerzen Straff angelegte Verbände	Nach der Ursache: Pat. ansprechen, zum Durchatmen/Abhusten auffordern Ursachen suchen (enge Verbände, Zahnprothese, etc.) Bei Bewusstlosigkeit → Esmarch-Handgriff und Guedel- oder Wendeltubus Arztinformation –Muskelrelaxanzien antagonisieren
Zentral bedingte Atemstörung (Atemfrequenz wechselhaft, lange Atempausen, normale Muskelkraft, eingeschränkte Atemexkursionen, S_aO_2 ↓, evtl. Zyanose	Medikamentös bedingte Atemdepression (durch Opiate/Benzodiazepine) Operativ oder traumatisch bedingte Depression des Atemzentrums Körpertemperatur < 35 °C	Pat. ansprechen Pupillen auf Weite und Lichtreaktion prüfen Antidot bei Opiaten/ Benzodiazepinen bereithalten Bei Bedarf Nachbeatmung nach ärztlicher Anordnung

Tab. 3.1 Komplikationen *(Forts.)*

Komplikation	Ursache	Maßnahme
Flüssigkeits- und Elektrolytstörungen (Oligurie < 0,5–1 ml/kg KG/Std., Elektrolytabweichungen)	Meist prärenale Störungen: Volumenmangel intravasal Herzinsuffizienz Massentransfusion und exzessive Infusionstherapie TUR-Syndrom	Arzt informieren Diuretikagabe bei Herzinsuffizienz und/oder Hypervolämie, TUR-Syndrom Bei Bedarf Katecholaminunterstützung Elektrolytstörungen je nach Serumelektrolytwert
Nachblutungen (durchgebluteter Verband, schnelle Füllung von Drainageflaschen, Umfangs von Körperteilen ↑, Puls ↑, RR ↓, Hb ↓, Hkt ↓, ggf. Schmerzen, Atembehinderungen)	Nahtinsuffizienz Sickerblutung	Arzt informieren Gerinnungsstatus bestimmen Auf Zeichen von Gerinnungsstörungen achten Volumensubstitution Blut- bzw. Gerinnungspräparate nach Arztanordnung Ggf. chirurgische Intervention vorbereiten
Störung der Temperaturregulation (Temperatur < 36 °C, Puls ↓ und RR ↓, Verlangsamung und Schläfrigkeit, verminderte Atmung, häufig Muskelzittern (Shivering))	Wärmeverlust durch kühle Umgebungstemperatur im klimatisierten OP Großflächiges Desinfizieren Wärmeverlust über offene Körperhöhlen bei Thorax- oder Bauch-OPs Kalte Atemgase im halboffenen Narkosesystem Massentransfusion/-infusion	Muskelzittern therapieren (hoher O_2-Verbrauch) O_2-Zufuhr Pat. mit warmen Decken zudecken, ggf. Wärmedecke Opioidgabe nach Arztanordnung (Pethidin) Evtl. Sedativa (Midazolam oder Propofol Bei starker Unterkühlung evtl. Nachbeatmen bis Normaltemperatur erreicht

Tab. 3.1 Komplikationen *(Forts.)*

Komplikation	Ursache	Maßnahme
Übelkeit und Erbrechen	Nebenwirkung von Opioiden Starke Schmerzen Reizwirkung der OP Magenfüllung mit Luft nach Maskenbeatmung Blutansammlung im Magen nach OP im HNO-Bereich RR-Abfall Bekannte Reisekrankheit	Nach ärztlicher Anordnung geringe Dosen von Neuroleptika verabreichen, z. B. Promethazin Nach Anordnung Antiemetika wie Dimenhydrinat, Dexamethason, Ondansetron
Agitiertheit	Schmerzen und Angst (besonders häufig bei Kindern) Postoperatives Durchgangssyndrom (v. a. Inhalationsnarkosen) Harnverhalt Hypoxämie, Hyperkapnie Medikamentenentzug, Alkoholentzug	Ursache beseitigen Ruhig bleiben und Pat. Sicherheit bieten Ggf. Seitenschutz des Bettes → Sturzprophylaxe Ggf. nach strenger Indikationsstellung des Arztes medikamentöse Sedierung
Verzögertes Erwachen (Bewusstlosigkeit über 30 Min. nach Narkoseende ohne ersichtlichen Grund)	Überdosierung von Anästhetika oder Sedativa Atemstörungen mit Hyperkapnie Schwere Hyperglykämie Zerebrale Störungen wie Hirnblutungen, Schlaganfall Zentrales anticholinerges Syndrom	Ursache ermitteln z. B. durch BGA- und BZ-Bestimmung Anästhesist entscheidet über weitere Diagnose und Therapiemaßnahmen

Tab. 3.1 Komplikationen *(Forts.)*

Postoperative Schmerztherapie [6, 10, 13, 15]

Gemäß den Leitlinien der DGAI muss die Schmerzanamnese der Komplexität des Phänomens Schmerz mit seinen psychischen und physischen Auswirkungen auf den Menschen gerecht werden und die Multidimensionalität des Schmerzes berücksichtigen. Geben Pat. aktuelle Schmerzen an oder liegen non-verbale Hinweise darauf vor, wird empfohlen, folgende Punkte zu erfragen:

1. Schmerzintensität
2. Schmerzbeginn, -frequenz, -dauer
3. Schmerzlokalisation
4. Schmerzqualität
5. Schmerzauslösende/-verstärkende Faktoren

Zudem sind die folgenden Aspekte relevant:

1. Psychische Befindlichkeit (Angst, Trauer, Wut, Ärger, etc.)
2. Aktueller und früherer Gebrauch von Schmerzmedikamenten und deren Effektivität und Verträglichkeit (Toleranz, Missbrauch, psychische und behaviorale Abhängigkeit)
3. Aktueller und früherer Gebrauch nicht-medikamentöser Schmerzbehandlung und deren Effektivität
4. Erwartung der Pat. über den Schmerzverlauf

Die Häufigkeit der Schmerzerfassung hängt von der Schmerzintensität und deren Schwankungen ab. Die DGAI empfiehlt folgende Werte als **Anhaltspunkte:**

- Engmaschige Kontrolle innerhalb der ersten 24 Stunden, z. B. alle zwei Stunden nach einem größeren chirurgischen Eingriff
- Bei neu auftretenden Schmerzen
- Bei stärker gewordenen Schmerzen
- Vor und 30 Minuten nach einer nicht-pharmakologischen Intervention

- Vor und nach jeder Schmerzmittelgabe analog zur Wirkzeit der Medikamente, i. d. R. 30 Minuten nach i. v.-Gabe bzw. 60 Minuten nach oraler Gabe

BEACHTE

Die Zeitintervalle der Erfassung der Schmerzintensität müssen auf die jeweilige Situation (Schwere des Eingriffs, Ausmaß der Schmerzen, Behandlungsplan) individuell abgestimmt werden.

Mit Hilfe eindimensionaler Skalen soll die Schmerzintensität regelmäßig sowohl in Ruhe als auch bei Aktivitäten erfasst werden. Die meist genutzten Skalen sind dabei die visuelle Analogskala (VAS), die verbale Rating Skala (VRS) und die numerische Ratingskala (NRS) (→ Abb. 3.1). Dabei zeichnet sich die NRS durch eine geringe Fehlerquote, hohe Akzeptanz, einfache Handhabung und hohe Sensitivität aus.

Interpretation der NRS → Tab. 3.2

Wird als Kriterium eine mindestens „gute" Zufriedenheit (akzeptable Schmerzsituation) mit der Schmerztherapie gewählt, so ergeben sich „unakzeptable" hohe Schmerzen für:

- Ruheschmerz im Mittel NRS > 3
- Bewegungsschmerz im Mittel NRS > 4
- Und größter Schmerz im Mittel NRS > 5

Die DGAI empfiehlt einen NRS > 3 als Indikator für eine Prüfung der Behandlungsbedürftigkeit, jedoch keinen Behandlungsautomatismus.

MERKE

Das Ziel der postoperativen Schmerztherapie ist nicht Schmerzfreiheit, sondern eine möglichst geringe Beeinträchtigung relevanter postoperativer Funktionen (z. B. Atmung, Mobilisierung, Schlaf) sowie die (subjektive) Erträglichkeit von Schmerzen [15].

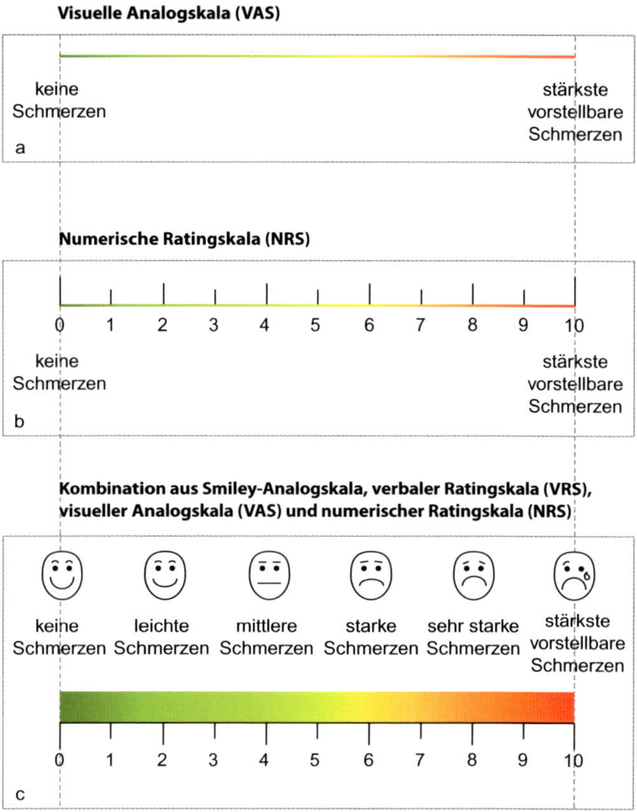

Abb. 3.1 VAS, NRS, VRS [L138]

Schmerzbeschreibung	Zahlenwert (NRS, 0–10)	Möglicher Vergleich
Geringer/leichter Schmerz	3	Wird bei Ablenkung nicht wahrgenommen
Mittelstarker/ mäßiger Schmerz	5	Hinderlich bei Bewegung Stört beim Einschlafen
Starker Schmerz	7	Bedürfnis, sich hinzulegen bzw. zu ruhen Gedanken kreisen ständig um den Schmerz Gefühl der Hilflosigkeit
Extrem starker Schmerz	10	Zum Schreien, unerträglich

Tab. 3.2 Mögliche Beschreibung der Schmerzintensität

In der Regel erhält jeder Patient bereits intraoperativ, gegen Ende des Eingriffs, je nach Wirkdauer des Medikaments, einen COX-Hemmstoff zur postoperativen Schmerztherapie. Der Zeitpunkt der Gabe muss im Narkoseprotokoll dokumentiert werden, da die Schmerztherapie nach einem fixen Zeitschema weitergeführt werden sollten. Im AWR können zudem schwache sowie stark wirksame Opioide bei gegebener Indikation verabreicht werden (→ Tab. 3.3, → Tab. 3.4, → Tab. 3.5).

Wirkstoff	Verabreichung	Einzeldosis und Dosisintervalle pro Tag (d)	Maximale Tagesdosis	Besonderheiten
Diclofenac	p. o./ supp.	2–3 × 50 mg/d retard:1–2 × 75 mg/d 1–3 × 50 mg/d oder 1 × 100 mg/d 75 mg einmalig	150 mg	-

Tab. 3.3 Nicht-Opioidanalgetika/COX-Hemmstoffe [W1210-005]

Wirkstoff	Verabreichung	Einzeldosis und Dosisintervalle pro Tag (d)	Maximale Tagesdosis	Besonderheiten
Celecoxib	p. o.	1–2 × 100–200 mg	400 mg	KI: kardiovaskuläre Erkrankungen
Etoricoxib	p. o.	1 × 30–90 mg/d für maximal 3 Tage	90 mg	Nur zugelassen für entzündliche Gelenkserkrankungen, Morbus Bechterew, Gichtarthritis, nach Zahn-OPs KI: kardiovaskuläre Erkrankungen
Ibuprofen	p. o./ supp./i. v.	2–3 × 200–800 mg/d retard: 2–3 × 800 mg/d 2–4 × 600 mg/d 2–3 × 400–600 mg/d	2400 mg	i. v.-Gabe: über 30 min.
Metamizol	p. o./ supp./i. v.	3–4 × 500–1000 mg/d 3–4 × 20–40 Trpf. (20 Trpf. = 1 ml = 500 mg) 3–4 × 1000 mg 1–4 × 500–1000 mg	4000 mg	NW: RR-Abfall, allergische Agranulozytose Bei Bedarf maximale Einzeldosis von 2500 mg – sehr langsame i. v. Infusion, um Gefahr einer hypotensiven Reaktion zu minimieren

Tab. 3.3 Nicht-Opioidanalgetika/COX-Hemmstoffe [W1210-005] *(Forts.)*

Wirkstoff	Verabreichung	Einzeldosis und Dosisintervalle pro Tag (d)	Maximale Tagesdosis	Besonderheiten
Paracetamol	p. o./ supp./i. v.	3–4 × 500–1000 mg	4000 mg	THD max. 3 Tage Antidot: Acetylcystein
Parecoxib	i. v.	2–4 × 20–40 mg/d	80 mg	KI: kardiovaskuläre Erkrankungen

Tab. 3.3 Nicht-Opioidanalgetika/COX-Hemmstoffe [W1210-005] *(Forts.)*

Wirkstoff	Verabreichung	Einzeldosis (mg)	Maximale Tagesdosis	Besonderheiten
Tilidin + Naloxon	p. o.	50–100	400–600	Nicht BTM-pflichtig (Ausnahme: Tropfen)
Tramadol	p. o./rektal/i. v.	50–100	400–600	Nicht BTM-pflichtig
Dihydrocodein	p. o.	60–120	240	Antitussivum, Obstipation

Tab. 3.4 Schwach wirksame Opioidanalgetika [W1210-005]

Wirkstoff	Verabreichung	Einzeldosis	Wirkdauer	Besonderheiten
Morphin	p. o./ rektal/i. v./ epidural/intrathekal	oral, rektal 10–60 mg s. c. 5–30 mg i. v. 2,5–10 mg epidural 1–4 mg intrathekal 0,1–1 mg	2–4 h	

Tab. 3.5 Stark wirksame Opioide [W1210-005]

Wirkstoff	Verabreichung	Einzeldosis	Wirkdauer	Besonderheiten
Oxycodon	p. o./i. v./s. c.	i. v. 1–10 mg	4–6 h	
Piritramid	i. v./s. c.	s. c. 15–30 mg i. v. (3,75-) 7,5–22,5 mg	(4-) 6–8 h	
Fentanyl	Epidural	2–5 µg/ml	1–2h	→ Tab. 5.9
Sufentanil	Epidural	0,75-1 µg/ml	0,5–1h	→ Tab. 5.9

Tab. 3.5 Stark wirksame Opioide [W1210-005] *(Forts.)*

Überwachung

Das Ausmaß aller ergriffenen Überwachungsmaßnahmen ist individuell zu bestimmen. Generell können aber für den AWR nachstehende Marker genannt werden (→ Tab. 3.6).

Die Werte aus dem Monitoring sollen vor allem hinsichtlich folgender Gesichtspunkte identifiziert werden (→ Kap. 3 Komplikationen):

Kreislauf:

- Hyper-/Hypotonie, Tachy-/Bradykardie, Extrasystolen, Arrhythmien

Basismonitoring	Erweitertes Monitoring (nach Bedarf)
• Arterielle O_2-Sättigung (S_pO_2) • 3-Kanal-EKG • Nichtinvasive RR-Messung • Körpertemperatur • Zeitpunkt Spontanurin	• 5-Kanal-EKG • Invasive arterielle RR-Messung • Arterielle Blutgasanalyse • Invasive zentralvenöse Druckmessung • Urinausscheidung (über DK) • Relaxometrie • Körpertemperatur (invasiv) • Intrakranielle Druckmessung

Tab. 3.6 Monitoring [F823-007]

Atmung:

- S_aO_2, Atemfrequenz, Thoraxbewegungen, Atemtiefe, Atemgeräusche (Stridor, Giemen, etc.)

Bewusstseinslage:

- Wach: Pat. kommen Aufforderungen korrekt nach; sind zur Person, zeitlich und örtlich orientiert.
- Somnolenz: Pat. können leicht erweckt werden, schlafen aber wieder ein, wenn man sie in Ruhe lässt.
- Sopor: Pat. versuchen, sich nur auf lautes Zurufen kurz zu orientieren. Auf Schmerzreize wird gezielt reagiert, es besteht aber Unfähigkeit zu jeglicher spontanen Aktivität.
- Koma: Pat. sind bewusstlos und auch durch Schmerzreize nicht erweckbar.

Temperatur:

- Vor allem Hypothermie strikt vermeiden! Engmaschige Temperaturkontrollen.

Wasserhaushalt

- Urinausscheidung beobachten: Katheter- oder Spontanurin. Auf korrekte Lage und Abfluss des Katheters achten. Je nach OP halbstündlich – stündliche Kontrolle. Ggf. ZVD messen.

Wundgebiet Drainagen und Saugungen:

- Abfluss und Verbände kontrollieren, um Nachblutungen rechtzeitig zu erkennen. Lage auf knickfreien Verlauf und Konnektion überprüfen. Bei Redon-Drainagen offen oder geschlossen prüfen. Bei Thoraxdrainagen Sog und Abfluss prüfen.

Schmerzen: (→ Kap. 3 Postoperative Schmerztherapie)

Erbrechen:

- Hilfestellung beim Erbrechen, Aspiration vermeiden. Sichtinspektion des Erbrochenen auf frisch- oder altblutige Beimengungen.

Allgemein:

- Das Pat. zugeordnete Material (z. B. Blutkonserven) abgleichen
- Blutabnahmen, Röntgendiagnostik nach Anordnung
- Bei Regionalanästhesien Verlaufskontrolle der Anästhetikumausbreitung
- Ein- und Ausfuhrkontrolle

MERKE

Gutes Monitoring allein ist nicht ausreichend. Es bedarf immer dem geschulten Blick und der Interpretation von medizinischem/pflegerischem Fachpersonal, um die Gesamtsituation von Pat. zu erfassen und mögliche Komplikationen frühzeitig zu erkennen.
Alle gewählten Maßnahmen der Überwachung sind zeitnah zu dokumentieren.

Verlegungskriterien [10, 13, 14, 16]

Unabhängig von Klinik-internen Standards lassen sich eine Reihe von Kriterien nennen, welche vor einer Verlegung aus dem AWR erfüllt sein sollten:

- Vorhandene Schutzreflexe bzw. wie präoperativ
- Spontanatmung ohne Therapie ausreichend
- Bewusstseinslage wach bzw. wie präoperativ
- Kreislauf ohne Therapie stabil
- Rückläufigkeit einer Regionalanästhesie – sensorische Blockade unterhalb Th 10 und rückläufige motorische Blockade
- Keine aktuelle Übelkeit oder Erbrechen
- Keine signifikante Blutung – unauffällige Verbände und Drainagen
- Wirksame Schmerztherapie
- Normothermie

BEACHTE

Wann ein Pat. aus der anästhesiologischen Überwachung entlassen werden kann, hängt auch von der qualitativen und quantitativen personellen Besetzung und damit Leistungsfähigkeit der nachbehandelnden Struktur ab.

Zur besseren Orientierung sind in den letzten Jahrzehnten eine Vielzahl von Scoring-Systemen und entsprechende Modifikationen entstanden. Nachstehend wird der Aldrete-Score (→ Tab. 3.7) für Allgemeinanästhesien und der Bromage-Score (→ Tab. 3.8) für Regionalanästhesien beschrieben.
In dieser Nicht-modifizierten Form des Aldrete Scores werden mindestens 8 Punkte für die Verlegungsfähigkeit gefordert, wobei keine Einzelbeurteilung mit 0 erfolgt sein darf.
Eine rückläufige, motorische Nervenblockade < Bromage II ist Voraussetzung für die Verlegung eines Pat. nach Regionalanästhesie aus dem AWR auf die Normalstation.

	0 Punkte	1 Punkt	2 Punkte
Vigilanz	Nur durch Rütteln erweckbar	Durch leichte Stimulation erweckbar	Wach und orientiert
Körperliche Aktivität	Kann Extremitäten nicht bewegen	Kann Extremitäten mit Einschränkungen bewegen	Kann Extremitäten uneingeschränkt bewegen
Hämodynamische Stabilität	RR > 30 % unter Normal- bzw. Ausgangswert	RR 15–30 % unter Normal- bzw. Ausgangswert	RR < 15 % unter Normal- bzw. Ausgangswert

Tab. 3.7 Aldrete-Score [F806-003]

	0 Punkte	1 Punkt	2 Punkte
Respiratorische Stabilität	Dyspnoe mit schwachem Hustenstoß	Tachypnoe mit ausreichendem Hustenstoß	Kann problemlos tief durchatmen
Arterielle O_2-Sättigung	$S_aO_2 < 90\,\%$ mit O_2	Benötigt O_2	$S_aO_2 > 90\,\%$ mit Raumluft
Postoperative Schmerzen	Anhaltend starke Schmerzen	Schmerzen, die mit i. v.-Analgetika kontrollierbar sind	Keine oder leichte Schmerzen
Übelkeit/Erbrechen	Anhaltende Übelkeit/Erbrechen	Vorübergehende Übelkeit/Erbrechen	Keine oder leichte Übelkeit, kein Erbrechen

Tab. 3.7 Aldrete-Score [F806-003] *(Forts.)*

	Motorische Blockade
Bromage III	Komplette Blockade
	Unfähigkeit, Fuß oder Knie zu heben
Bromage II	Inkomplette Blockade
	Flexion im Fuß möglich, im Knie nicht möglich
Bromage I	Partielle Blockade
	Flexion im Fuß und Knie möglich
Bromage 0	Keine Blockade
	Freie Flexion von Fuß und Knien

Tab. 3.8 Bromage-Score [F771-004]

EKG [18, 19]

Das EKG ist ein essentielles Instrument zur kontinuierlichen Überwachung der Herzaktivität während der Anästhesie. Es dient nicht nur der Erkennung von Herzrhythmusstörungen, sondern bietet auch detaillierte Einblicke in die kardiale Funktion.

Kontinuierliche Überwachung:

- Ermöglicht die ständige Beobachtung der Herzaktivität
- Frühzeitige Erkennung von Abweichungen

Das EKG liefert wertvolle Daten zu:

- **Grundrhythmus:** Identifikation des dominierenden Herzrhythmus
- **Herzfrequenz:** präzise Messung der Schlagzahl pro Minute
- **Erregungsausbreitung und -rückbildung:** Erkennung von Ischämie- oder Infarktzeichen
- **Herzrhythmusstörungen:** Detektion von Extrasystolen und lebensbedrohlichen Arrhythmien
- **RR-Intervalle:** Beurteilung der Regelmäßigkeit des Herzschlags
- **Herzlage:** Bestimmung der anatomischen Position des Herzens

Diese umfassende Analyse ermöglicht es dem Behandlungsteam, den kardialen Status des Pat. genau zu beurteilen und bei Bedarf schnell zu reagieren.

Anlegen der Elektroden:

- Kontinuierliches 3-Kanal-EKG:
  - Ableitung über Einmalklebeelektroden an der Brustwand
  - Alternative Platzierung auf dem Rücken bei bestimmten OPs möglich (z. B. Struma, Mamma-OP, Tracheotomie)
- Elektrodenplatzierung nach Ampelregelung (von rechts nach links):
  - Rot: rechte Brustseite, unterhalb des rechten Schlüsselbeins
  - Gelb: linke Brustseite, unterhalb des linken Schlüsselbeins
  - Grün/Schwarz: linke Brustseite, unterhalb des Rippenbogens

Besonderheiten:

- Nicht direkt auf Schrittmacheraggregat oder -kabel anbringen
- Haare gegebenenfalls vor dem Anbringen entfernen
- Bei Kindern spezielle Elektroden verwenden
- Vorsichtsmaßnahmen:
  - Patienten nicht auf die Kabel legen, um Druckstellen zu vermeiden
  - Auf mögliche Hautunverträglichkeiten achten

Potenzielle Störfaktoren:

- Elektrokauter können zu Artefakten führen
- Wärmematten können ebenfalls Artefakte verursachen

Einteilung nach Einthoven:

- 3 bipolare Extremitätenableitungen
- Messung der Spannung zwischen 2 Elektroden
- Elektrodenplatzierung (Ampel-Schema):
  - Rot: rechter Arm
  - Gelb: linker Arm
  - Grün: linkes Bein
  - Schwarz: rechtes Bein (Erdung)
- Einthoven-Dreieck:
  - Vereinfachte Darstellung der Elektrodenposition
  - Ermöglicht Bestimmung der elektrischen Herzachse
  - Korreliert mit anatomischer Herzachse

Einteilung nach Goldberg:

- 3 unipolare Extremitätenableitungen
- Messung der Spannung zwischen einer Elektrode und zwei zusammengeschalteten Elektroden
- Bezeichnet als aVR, aVL und aVF (aV = „augmented voltage")
- Elektrodenplatzierung und resultierende Ableitungen:
  - aVR: differente Elektrode am rechten Arm

- aVL: differente Elektrode am linken Arm
- aVF: differente Elektrode am linken Bein

- Beziehung zum Einthoven-Dreieck:
  - Ableitungsrichtungen der Goldberger-Ableitungen entsprechen den Winkelhalbierenden im Einthoven-Dreieck

Einteilung nach Wilson:

- 6 unipolare Brustwandableitungen (V1-V6)
- Messung der Spannung zwischen einer Nullelektrode und einzelnen Brustwandelektroden
- Elektrodenplatzierung:
  - 6 definierte Positionen um den vorderen und linkslateralen Thorax
  - Repräsentieren Erregungsausbreitung in der Horizontalebene
- Funktionsweise:
  - Differente Elektroden: V1-V6
  - Indifferente Elektrode: virtueller Referenzpunkt aus verschalteten Extremitätenelektroden
  - Positive/negative Vektoren je nach Erregungsrichtung
- Bedeutung:
  - Ermöglicht 3D-Beurteilung der kardialen Erregungsausbreitung und -rückbildung
  - Wichtig für Diagnostik, z. B. bei Herzinfarkten

Bradykarde Herzrhythmusstörungen [19]

Bradykarde Rhythmusstörungen sind Herzrhythmusstörungen mit einer Herzfrequenz unter 60 Schlägen pro Minute bei Erwachsenen. Die wichtigsten Formen sind:

Sinusbradykardie:

- Verminderte Sinusknotenfrequenz
- Kann physiologisch bei Sportlern oder pathologisch auftreten

Sick-Sinus-Syndrom:

- Störung der Sinusknotenfunktion
- Oft verbunden mit chronotroper Inkompetenz (unzureichender Herzfrequenzanstieg bei Belastung)

AV-Blockierungen:

- Störungen der Erregungsleitung zwischen Vorhöfen und Kammern
- Verschiedene Grade möglich (I°, II°, III°)

Bradykardie-Tachykardie-Syndrom: Wechsel zwischen langsamen und schnellen Herzrhythmen

- **Symptome** (bei ausgeprägter Bradykardie): Schwindel, Synkopen (Bewusstlosigkeit), Leistungsminderung, Atemnot, Übelkeit
- **Mögliche Ursachen:** erhöhter Vagotonus, Medikamente (z. B. Betablocker), Hypothyreose, Hypothermie, erhöhter intrakranieller Druck, Myokardischämie

Die Behandlung richtet sich nach der Ursache und Symptomatik, wobei in schweren Fällen die Implantation eines Herzschrittmachers notwendig sein kann.

Tachykarde Herzrhythmusstörungen

Tachykarde Rhythmusstörungen sind Herzrhythmusstörungen mit einer Herzfrequenz über 100 Schlägen pro Minute bei Erwachsenen. Die wichtigsten Formen sind:

Supraventrikuläre Tachykardien: entstehen oberhalb der Herzkammern

Arten:

- Sinustachykardie
- Vorhofflattern
- Atriale Tachykardien
- AV-Knoten-Reentry-Tachykardie

Ventrikuläre Tachykardien: entstehen in den Herzkammern, potenziell lebensbedrohlich

- **Symptome:** Herzrasen, Schwindel, Atemnot, Brustenge, Synkopen (bei sehr schneller Herzfrequenz)
- **Mögliche Ursachen:** Herzerkrankungen (z. B. KHK, Infarkt), Schilddrüsenüberfunktion, Medikamente, Alkohol- oder Drogenkonsum, Stress, Elektrolytstörungen

Die Behandlung richtet sich nach der spezifischen Form und Ursache der Tachykardie, wobei Medikamente, Kardioversion oder Katheterablation zum Einsatz kommen können.

Blutdruckmessung nicht invasiv/invasiv [20, 21]

Nicht-invasive Blutdruckmessung

Funktionen:
- Intermittierende Messung (meist oszillometrisch)
- Standardüberwachung in Anästhesie und Intensivmedizin
- Messung mittels Oberarmmanschette

Beurteilung:
- Weniger genau als invasive Messung
- Messintervalle meist 3–5 Minuten
- Ausreichend für viele Routineeingriffe

Gefahren:
- Fehlmessungen bei Bewegungsartefakten
- Ungenauigkeiten bei Herzrhythmusstörungen
- Druckschäden bei zu häufiger Messung

Invasive Blutdruckmessung

Funktionen:
- Kontinuierliche Echtzeit-Überwachung
- Ermöglicht arterielle Blutgasanalysen
- Präzise Messung „Schlag für Schlag“

Beurteilung:
- Goldstandard für kritisch kranke Patienten

- Ermöglicht Berechnung der Schlagvolumenvarianz
- Genauere Messung als nicht-invasive Methoden

Gefahren:

- Infektionsrisiko
- Blutungen oder Hämatome an der Punktionsstelle
- Thrombosen oder Embolien
- Nervenschädigungen
- Pseudoaneurysmen
- Ischämische Komplikationen

BGA [22, 23]

Die arterielle Blutgasanalyse (ABGA) ist ein wichtiges diagnostisches Verfahren zur Messung der Gaskonzentration im arteriellen Blut.

Wichtige Fakten

- Die ABGA misst O_2- und CO_2-Gehalt sowie den pH-Wert im Blut
- Die Blutentnahme erfolgt meist aus der Arteria radialis
- Das entnommene Blut wird in einem speziellen Analysegerät untersucht

Normwerte

- pH-Wert: 7,35–7,45
- pO_2 (O_2-Partialdruck): 75–100 mmHg
- pCO_2 (CO_2-Partialdruck): 35–45 mmHg
- HCO_3- (Bicarbonat): 22–26 mEq/L
- BE (Base Excess): -2 bis +2 mEq/L
- O_2-Sättigung: 94–98 %

Indikationen

- Lungenerkrankungen (z. B. COPD, Asthma, Mukoviszidose)
- Entgleisungen des Säure-Basen-Haushalts
- Überwachung instabiler Pat. auf der Intensivstation

- Akute Dyspnoe oder respiratorische Störungen
- Anästhesiologisches und intensivmedizinisches Monitoring
- Ersteinschätzung und Steuerung einer Akuttherapie in der Rettungsstelle

Durchführung

- Die Punktion einer Arterie ist eine ärztliche Tätigkeit
- Desinfektion der Entnahmestelle
- Lokalisierung der Arterie
- Einführen der Nadel in einem Winkel von 30–45 Grad
- Blutentnahme
- Verschließen und Beschriften der Probe

Die ABGA liefert wichtige Informationen über die Lungenfunktion, den Säure-Basen-Haushalt und die O_2-Versorgung des Körpers. Sie ist ein unverzichtbares Instrument in der Intensivmedizin und bei der Behandlung von Atemwegserkrankungen.

Kapnografie [24]

Die Kapnografie ist eine wichtige Methode zur kontinuierlichen Messung und Überwachung des Kohlendioxid-Gehalts (CO_2) in der Ausatemluft eines Pat.

Definition und Funktionsweise

Die Kapnografie misst kontinuierlich den CO_2-Gehalt in der Ausatemluft, insb. den endtidalen CO_2-Wert ($etCO_2$). Dies geschieht meist durch Infrarotspektroskopie im Seitenstromverfahren.

Anwendungsgebiete

- Anästhesie
- Intensivmedizin
- Notfallmedizin
- Rettungsdienst und Intensivtransporte

Hauptfunktionen

- Verifizierung der korrekten Tubuslage
- Überwachung der Beatmungseffektivität mit zwei Hauptinfos:
  - $etCO_2$-Wert in mmHg oder kPa
  - Kurve (Kapnogramm), die den CO_2-Verlauf während des Atemzyklus zeigt
- Erkennung von Atemwegsproblemen
- Beurteilung der Reanimationsqualität, Beurteilung der Effektivität der Herzdruckmassage
- Die Kapnografie liefert zwei Hauptinformationen: $etCO_2$-Wert in mmHg oder kPa
- Kurve (Kapnogramm) zeigt den CO_2-Verlauf während des Atemzyklus

MERKE

Mit der Kapnografie kann ein Return of Spontaneous Circulation (ROSC) frühzeitig erkannt werden: Steigende CO_2-Werte während der Reanimation können auf ROSC hinweisen.

Vorteile

- Nicht-invasive Methode
- Kontinuierliche Überwachung für optimale Patientensicherheit
- Schnelle Erkennung von Veränderungen
- Unterstützung bei der Beatmungsoptimierung

Zusätzliche Anwendungen

- Erkennung von Lungenfehlfunktionen und Lungenerkrankungen (z. B. bei Asthma oder COPD)
- Beurteilung des Verhältnisses Totraum/Tidalvolumen (Vd/Vt)
- Beurteilung von Beatmungseffizienz und Kreislauffunktion

Relaxometrie [25]

Neuromuskuläres Monitoring (NMM): wichtige Methode zur Überwachung der Muskelrelaxation während einer Narkose.

Grundprinzip

- Elektrische Stimulation eines peripheren Nervs (z. B. N. ulnaris, N. peronaeus)
- Beobachtung oder Aufzeichnung der motorischen Reizantwort

Methoden

Akzeleromyografie (AMG):

- Standardmethode im klinischen Alltag
- Misst die Kontraktionsbeschleunigung des Muskels
- Typischerweise Stimulation des N. ulnaris und Messung der Daumenbewegung

Andere Verfahren

Mechanomyografie:

- Misst die Spannungsentwicklung im Muskel
- Visuelle oder taktile Beurteilung: semiquantitative Methode

Stimulationsarten

- Einzelreizung (Twitch)
- Vierfachreizung (Train of Four, TOF)
- Tetanische Stimulation mit anschließender Einzelreizung (Posttetanic Count, PTC)

Train of Four (TOF)

- Vier supramaximale Reize mit 2 Hz
- TOF-Ratio: Verhältnis der vierten zur ersten Zuckungsamplitude
- T4-Zahl: Anzahl der messbaren Reizantworten

MAC [26, 27]

Der MAC-Wert (minimale alveoläre Konzentration) ist ein wichtiger Parameter in der Inhalationsanästhesie. Er ist definiert als die alveoläre Konzentration eines Inhalationsanästhetikums, bei der 50 % der Pat. nicht mehr auf einen Schmerzreiz (z. B. Hautschnitt) reagieren. Der MAC-Wert wird in Volumenprozent (Vol %) angegeben und dient als Maß für die Wirkstärke eines Narkosegases.

Wichtige Punkte zum MAC-Wert:

- Je niedriger der MAC-Wert, desto potenter ist das Anästhetikum
- Der MAC-Wert wird durch verschiedene Faktoren beeinflusst, wie Alter, Körpertemperatur, Schwangerschaft und die Kombination mit anderen Medikamenten
- Der MAC-awake, bei dem ein Patient erwacht, beträgt etwa ⅓–¼ des MAC-Wertes für den Hautschnitt

MAC-Werte gängiger Inhalationsanästhetika (in 100 % O_2):

- Isofluran: 1,15 Vol %
- Sevofluran: 2,05 Vol %
- Desfluran: 6,0 Vol %
- Lachgas (N2O): 105–110 Vol %
- Xenon: 63,1 Vol %

BEACHTE

Die MAC-Werte insb. von volatilen Inhalationsanästhetika sind bei Kombination mit Lachgas durch eine additive Wirkung (70 % N_2O, 30 % O_2) deutlich niedriger:
Isofluran: 0,50 Vol %; Sevofluran: 0,8 Vol %; Desfluran: 2,83 Vol %

MERKE

Die Körpertemperatur hat signifikanten Einfluss auf den MAC-Wert von Narkosegasen: **Hypothermie** senkt den MAC-Wert, **Hyperthermie** erhöht den MAC-Wert Dies bedeutet, dass bei niedrigeren Körpertemperaturen weniger Narkosegas benötigt wird und bei höheren mehr, um den gleichen anästhetischen Effekt zu erzielen.

Prämedikation [5]

Die Prämedikation beschreibt die präoperative Gabe von Medikamenten zur Unterstützung oder Vorbereitung der eigentlichen Narkose. Reflexe und Kooperationsfähigkeit sollen dabei unbedingt erhalten bleiben (→ Tab. 5.1).

Ziele der Prämedikation sind:

- Anxiolyse
- Vegetative Dämpfung
- Anterograde Amnesie
- Minimierung der Nebenwirkungen

Wirkstoffgruppe	Benzodiazepine
Wirkung	Anxiolytisch, sedierend, amnestisch, anfallssuppressiv, leicht muskelrelaxierend
Indikation	Am OP-Tag meist kurzwirksame Substanzen (z. B. Midazolam: HWZ 1–4 h) Am Vorabend des OP-Tages meist Substanzen mit mittellanger HWZ (Lormetazepam: HWZ 10–18 h) zur Förderung des Ein- bzw. Durchschlafens
Kontraindikation	Myasthenia gravis, Intoxikation mit Alkohol/zentral wirksamen Substanzen, bekannte endogene Psychose, akutes Winkelblockglaukom
Anmerkung	Geringe Beeinflussung der Kreislauffunktion Bei gleichzeitiger Opioidapplikation Verstärkung der opioidinduzierten atemdepressiven Wirkung möglich Paradoxe Erregungszustände (Agitiertheit, Verwirrtheit) bei älteren Patienten und Kindern möglich Kinder erhalten i. d. R. ab dem 12. Lebensmonat eine Prämedikation: z. B. Midazolam, das oral, nasal und rektal appliziert werden kann

Tab. 5.1 Wichtige Wirkstoffgruppen für die Prämedikation [5]

Wirkstoffgruppe	Antihistaminika
Wirkung	H_1-Antagonisten: Hemmung der Histaminfreisetzung → antiemetisch, anticholinerg, sedierend H_2-Antagonisten: reversible Hemmung der Magensäuresekretion
Indikation	H_1-Antagonist (Dimenhydrinat): PONV-Prophylaxe H_2-Antagonist: Aspirationsprophylaxe bei gefährdeten Pat., d. h. am Vorabend und 45 min vor der Narkoseeinleitung p. o. Kombination von H_1- und H_2-Antagonisten: Vermeidung anaphylaktoider Reaktionen (z. B. bei Atopikern)
Kontra-indikation	Kinder (Risiko der Schlafapnoe), bekannte Porphyrie
Anmerkung	Abschwächung histaminvermittelter anaphylaktoider Reaktionen: Einige im Rahmen der Anästhesie eingesetzte Medikamente setzen unspezifisch Histamin frei, das zu kardiovaskulären und bronchialen Nebenwirkungen führen kann.
Wirkstoffgruppe	Serotonin-Antagonisten/5-HT3-Antagonisten (z. B Ondansetron)
Wirkung	Antiemetisch, anxiolytisch
Indikation	PONV-Prophylaxe
Kontra-indikation	Kinder < 4 Jahre, hereditäre Fruktose-Intoleranz, Glukose-Galaktose-Malabsorption
Anmerkung	OP am Kopf, in der HNO sowie laparoskopische und gynäkologische Eingriffe sind mit einer hohen Inzidenz von PONV assoziiert Cave: Serotonin-Antagonisten können Arrhythmien (QT-Verlängerung) verursachen

Tab. 5.1 Wichtige Wirkstoffgruppen für die Prämedikation [5] *(Forts.)*

Wirkstoffgruppe	Protonenpumpeninhibitoren (z. B. Omeprazol, Pantoprazol)
Wirkung	Irreversible Hemmung der Protonenpumpe der Belegzellen, dadurch Säuresekretionshemmung der Magenschleimhaut, pH-Anstieg des Magensaftes
Indikation	Gastroösophagealer Reflux (GERD, z. B. Ösophagitis, Hiatushernie), GIT-Ulzera, Adipositas, Gravidität im 2. und 3. Trimenon (erhöhtes Aspirationsrisiko!)
Kontraindikation	Keine ausreichenden Erfahrungen bei Kindern < 12 Jahre
Anmerkung	Bei Leberinsuffizienz Dosisreduktion und Kontrolle der Leberenzyme
Wirkstoffgruppe	Clonidin (α_2-Rezeptor-Agonist)
Wirkung	Anxiolytisch, sedierend
Indikation	Hypertonie, Tachykardie, Alkoholentzugsdelir, adjuvante Schmerztherapie bei neuropathischen und sympathisch unterhaltenen Schmerzen
Kontraindikation	Erregungsbildungs- und Erregungsleitungsstörungen (AV-Block II° und III°, Bradykardie < 50/min)
Anmerkung	Bevorzugt bei chronischem Alkoholabusus eingesetzt
Wirkstoffgruppe	Opioide (z. B. Pethidin, Piritramld)
Wirkung	Analgetisch, sedierend, antitussiv, atemdepressiv
Indikation	Pat. mit starken präoperativen Schmerzen (z. B. traumatologische Pat.), bekannter Opioidabusus (Vermeidung der Entzugssymptomatik)
Kontraindikation	Ileus, Bewusstseinsstörungen, Koma, respiratorische Insuffizienz, Atemantriebsstörung, erhöhter Hirndruck, Opioidabhängigkeit, Hypovolämie mit Hypotension, akute hepatische Porphyrie, Phäochromozytom

Tab. 5.1 Wichtige Wirkstoffgruppen für die Prämedikation [5] *(Forts.)*

Wirkstoffgruppe	Opioide (z. B. Pethidin, Piritramid)
Anmerkung	Untergeordnete Rolle in der routinemäßigen Prämedikation aufgrund der atemdepressiven Wirkung Daher muss eine Überwachung der prämedizierten Pat. (z. B. Basismonitoring) sichergestellt sein
Wirkstoffgruppe	Antipsychotika (z. B. Droperidol)
Wirkung	Antipsychotisch, antiemetisch
Indikation	Prophylaxe von postoperativer Übelkeit und Erbrechen (PONV)
Kontraindikation	Parkinson-Krankheit: Selbst nach einmaliger Applikation kann ein medikamentöser Parkinsonismus mit Rigor, Tremor und Akinese auftreten Phenothiazine sollten bei bekannter **Epilepsie** nicht eingesetzt werden (Senkung der Krampfschwelle!)
Anmerkung	Antipsychotika, die zur Dauertherapie von Psychosen eingenommen werden, sollten auch am OP-Tag verabreicht werden Aufgrund der Gefahr einer psychomotorischen Entkoppelung (äußere Ruhe, innere Agitiertheit) werden Antipsychotika nicht mehr routinemäßig als Sedativa für die Prämedikation genutzt
Wirkstoffgruppe	Parasympatholytika (z. B. Atropin)
Wirkung	Erhöhung der Herzfrequenz, Mydriasis, reduzierte Speichel- und Schleimhautsekretion
Indikation	Vagusdämpfung bei Bradykardien, bradykarde Herzrhythmusstörungen, Hypersalivation
Kontraindikation	Glaukom, Tachykardie, HOCM, Hyperthyreose
Anmerkung	Heutzutage nicht mehr routinemäßig zur Prämedikation verwendet

Tab. 5.1 Wichtige Wirkstoffgruppen für die Prämedikation [5] *(Forts.)*

Wirkstoffgruppe	Lokalanästhetika (z. B. EMLA)
Wirkung	Analgetisch
Indikation	Kinder: bei geplanter i. v.-Narkoseeinleitung zur Betäubung der geplanten Venenpunktionsstelle
Kontraindikation	Kinder < 1 Jahr, Allergie gegen Lokalanästhetika, Glukose-6-Phosphat-Dehydrogenasemangel, Methämoglobinämie
Anmerkung	Induktion einer vorübergehenden, meist klinisch asymptomatischen Methämoglobinämie

Tab. 5.1 Wichtige Wirkstoffgruppen für die Prämedikation [5] *(Forts.)*

TIPP

Benzodiazepine wirken anxiolytisch, sedierend, amnestisch, anfallssuppressiv sowie leicht muskelrelaxierend und eignen sich aufgrund des günstigen Nebenwirkungsprofils sehr gut zur Prämedikation unter Berücksichtigung der Kontraindikationen.

Dauermedikation [5]

Im Zusammenhang mit der Dauermedikation müssen perioperativ bestimmte Regeln beachtet werden (→ Tab. 5.2).

TIPP

Um im **Notfall** schnellstmöglich eine suffiziente Gerinnungssituation herzustellen, werden **Prothrombinkomplex-Konzentrate (PPSB)** verabreicht. PPSB enthält die Faktoren II, VII, IX und X in konzentrierter Form, die durch die Therapie mit einem oralen Vitamin-K-Antagonisten verringert vorliegen. PPSB wird abhängig vom Körpergewicht sowie dem Ausgangs- und Ziel-INR dosiert.

Medikament	Umgang
• ß-Blocker, Kalziumantagonisten • Medikamente zur Behandlung einer Herzinsuffizienz • Antiarrhythmika • Nitrate • Thyreostatika (perioperative TSH-Kontrolle ist empfohlen) • L-Thyroxin • Glukokortikoide • Anfallsuppressiva • Trizyklische Antidepressiva, Antipsychotika, und selektive Serotonin-Wiederaufnahmehemmer (Wechselwirkungen bedenken) • Statine • Asthma-Medikamente • COX-Hemmstoffe (NICHT ASS!)	Werden perioperativ weitergegeben
ASS	I. d. R. 3 Tage vor Eingriff absetzen; bei Pat. mit KHK aufgrund des Risikos myokardialer Ischämien nicht pausieren
Metformin	I. d. R. 48 h vor dem Eingriff absetzen (mittlerweile nur bei sehr großen Eingriffen)
Cumarine	Werden meist 5–7 Tage vor dem Eingriff bzw. hinreichend lange vor Anlage einer rückenmarknahen Anästhesie abgesetzt und ein perioperatives „Bridging“ mit Heparin etabliert

Tab. 5.2 Umgang mit Dauermedikation

Medikament	Umgang
Clopidogrel	Hier ist das Blutungs- gegen das Ischämierisiko abzuwägen, bei hohem Blutungsrisiko wird Clopidogrel spätestens ab dem 5.–7. Tag vor dem Eingriff pausiert und eine perioperative Low-dose-Heparinisierung vorgenommen
Herzglykoside	Eine perioperative Pause bei Gabe wegen absoluter Arrhythmie wird empfohlen
Diuretika	Werden am OP-Tag pausiert (eine unmittelbar postoperative Gabe ist möglich)

Tab. 5.2 Umgang mit Dauermedikation *(Forts.)*

Injektionsanästhetika [9, 10]

Zu den wichtigsten Injektionsnarkotika gehören:

- **Barbiturate** wie Thiopental und Methohexital (→ Tab. 5.3)
- **Nicht-Barbiturate** wie Etomidat, Propofol und Ketamin (→ Tab. 5.4)

Des Weiteren werden zur Ergänzung Benzodiazepine erwähnt (→ Tab. 5.5), welche ebenfalls zur Supplementierung der Anästhetika und zur Sedierung bei Regionalanästhesieverfahren Anwendung finden.

Wirkstoff	Thiopental
Indikation	Narkoseeinleitung, Kurznarkosen, Reservemittel zur Reduktion eines erhöhten intrakraniellen Drucks, Narkose bei refraktärem Status epilepticus
Wirkeintritt (s)	10–20
Wirkdauer (min)	5

Tab. 5.3 Barbiturate

Wirkstoff	Thiopental
Kontraindikation	Akute Vergiftungen: Alkohol, Schlafmittel, Schmerzmittel, Psychopharmaka Kreislaufschock Status asthmaticus Maligne Hypertonie Latente oder akute Porphyrie **Relative Kontraindikation:** schwerer Myokardinfarkt, dekompensierte Herzinsuffizienz
Nebenwirkungen	Atemdepression/Apnoe Kardiovaskuläre Depression (v. a. bei zu rascher Injektion) Husten/Broncho-/Laryngospasmen Injektionsschmerz Schwere Nekrose bei paravasaler/intraarterieller Injektion Allergische Reaktion Muskelkontraktion Geschmacksensation („Knoblauchgeschmack“)
HWZ (h)	11
Dosierung	Zur i. v.-Einleitung 2–5 mg/kg KG (max. 1000 mg)
Wirkstoff	Methohexital
Indikation	Mono- und Kombinationsnarkotikum (Einleitung einer Inhalations- und Neuroleptanalgesie, im Rettungsdienst präklinische Narkose bzw. Narkoseeinleitung bei schweren Traumata)
Wirkeintritt (s)	10–20
Wirkdauer (min)	3
Kontraindikation	Wie oben
Nebenwirkungen	Wie oben
HWZ (h)	3,9
Dosierung	1–2 mg/kg KG

Tab. 5.3 Barbiturate *(Forts.)*

Substanz	Etomidat
Indikation	Narkoseeinleitung bei kreislaufinstabilen Pat. oder Herz-Risiko-Pat. bzw. älteren Pat. mit kardiovaskulären Erkrankungen, da es anders als die Barbiturate nicht blutdrucksenkend und kardiodepressiv wirkt Kurzhypnotikum der Wahl bei einer Kardioversion
Wirkeintritt (s)	15–20
Wirkdauer (min)	5
Kontraindikation	Neugeborene und Säuglinge (bis 6. Monat) Überempfindlichkeit gegen Erdnüsse, Soja Schwangerschaft, Stillzeit
Nebenwirkungen	Leichte Atemdepression, Apnoe Herzrhythmusstörungen Allergische Reaktion Broncho-, Laryngospasmen, anaphylaktoide Reaktion Motorische Störungen (Myoklonien, Dyskinesien) Beeinträchtigung der Nebennierenrindenfunktion (Nebennierensuppression → Reduktion der Kortisolausschüttung) bereits nach einmaliger Gabe → Anwendung von Etomidat in der aktuellen Leitlinie zur Versorgung polytraumatisierter Patienten ausdrücklich nicht empfohlen; keine Dauergabe! Nach der Narkose Husten, Schluckauf, Übelkeit, Erbrechen
HWZ (h)	3–5
Dosierung	Narkoseeinleitung: 0,15-0,3 mg/kg KG i. v.

Tab. 5.4 Nicht-Barbiturate

Substanz	Propofol
Indikation	Narkoseeinleitung Aufrechterhaltung einer Allgemeinanästhesie: das einzige Injektionsanästhetikum, dessen Wirkung durch eine kontinuierliche Infusion oder durch wiederholte Bolusapplikation aufrechterhalten werden kann; aufgrund der fehlenden analgetischen und relaxierenden Wirkung erfolgt die i. v.-Injektion zusammen mit Opioiden und einem nicht-depolarisierenden Muskelrelaxans Kurznarkose, auch ambulant Sedierung bei Beatmungen, chirurgischen und diagnostischen Maßnahmen
Wirkeintritt (s)	10–20
Wirkdauer (min)	8–9
Kontraindikation	Kardiovaskuläre Insuffizienz, Hypovolämie Überempfindlichkeit gegen Erdnüsse, Soja oder Propofol Schwangerschaft, Stillzeit, Kinder (< 3 Jahre) Mindestalter für Dauersedierung (Gefahr des Propofol-Infusionssyndroms): 17 Jahre

Tab. 5.4 Nicht-Barbiturate *(Forts.)*

Substanz	Propofol
Nebenwirkungen	Auslösung eines heftigen Injektionsschmerzes aufgrund der stark venenreizenden Wirkung → v. a. bei schneller Injektion über sehr kleinlumige, peripher-venöse Gefäßzugänge: lassen sich durch gleichzeitige Verabreichung des Lokalanästhetikums Lidocain und die Injektion in größere Armvenen verhindern RR-Abfall (Folge einer Vasodilatation und einer negativen Inotropie; stärker als bei anderen Injektionsanästhetika) Atemdepression bis zur Apnoe, Husten Bradykardie (bis zur Asystolie), Tachykardie Anaphylaxie (Angioödem, Bronchospasmus, Erythem, Hypotonie) Fettstoffwechselstörungen (Hyperlipidämie) bei einer mehrtägigen Dauerinfusion, Verfärbung des Urins durch Propofol-Metaboliten Erregungsphänomene (spontane Bewegungen, Myoklonien) während der Narkoseeinleitung Selten in der Aufwachphase: Übelkeit, Erbrechen, Kopfschmerzen, Kältezittern, epileptiforme Anfälle, Euphorie, sexuelle Fantasien, Herzrhythmusstörungen Krampfanfälle bis zu 6 Stunden nach der Anwendung möglich
HWZ (h)	1,8–4,1
Dosierung	Zur Einleitung: 1,0–2,5 mg/kg KG i. v. als 20–40 mg Boli alle 10. Sek. oder via Spritzenpumpe 2 mg/kg KG mit 600 ml/h Zur Aufrechterhaltung: 0,5–1,0 mg/kg KG alle 5 min. oder als kontinuierliche Infusion von i. d. R. 3–12 mg/kg KG/h Die Erhaltungsdosis reduziert sich stark bei Kombination mit anderen sedierenden Substanzen

Tab. 5.4 Nicht-Barbiturate *(Forts.)*

Substanz	Ketamin/Esketamin
Indikation	Narkoseeinleitung und Aufrechterhaltung einer Allgemeinanästhesie, insb. bei Pat. im Kreislaufschock (durch die sympathomimetische Kreislaufstabilisierung) oder mit Asthma bronchiale (durch die ausbleibende Atemdepression) Kurznarkotikum für diagnostische/therapeutische Eingriffe i. v.-Notfallanalgetikum und Notfallanästhetikum (z. B. bei Polytrauma und/oder Kreislaufinstabilität), da es im Gegensatz zu anderen Analgetika den peripheren Widerstand nicht reduziert und daher keinen RR-Abfall auslöst, sondern das Herz-Kreislauf-System anregt (gesteigerte Herzfrequenz, erhöhter RR, erhöhte Pumpleistung des Herzens); die i. m.-Injektion ist für die Katastrophenmedizin gut geeignet, sie kommt nur zum Einsatz, wenn kein venöser Zugang geschaffen werden kann Sedierung z. B. in der Intensivmedizin intubierter, beatmeter Patienten (v. a. bei hämodynamischer Instabilität) oder bei kurzen Eingriffen Status asthmaticus in sehr hoher Dosierung Adjuvans bei nicht mehr ausreichender Regionalanästhesie
Wirkeintritt (s)	30–60 (nach i. v. Gabe) 5–10 min (nach i. m. Gabe)
Wirkdauer (min)	10–15 (Analgesie und Amnesie: 1–2 h)
Kontraindikation	Akuter oder in den letzten 6 Monaten erlebter Myokardinfarkt Koronare Herzkrankheit (KHK) mit Angina pectoris Nicht adäquat eingestellter Hypertonus (RR > 180/100 mmHg) Nicht oder ungenügend behandelte Hyperthyreose Präeklampsie, Eklampsie, Phäochromozytom Arteriosklerose Psychische Erkrankungen Situationen, in denen der Uterus entspannt sein muss (z. B. drohende Uterusperforation).

Tab. 5.4 Nicht-Barbiturate *(Forts.)*

Substanz	Ketamin/Esketamin
Nebenwirkungen	Anstieg des arteriellen RRs und der Herzfrequenz durch den sympathomimetischen Effekt Hypersalivation Steigerung des Muskeltonus, Dyskinesien Steigerung des Augeninnendrucks Übelkeit, Erbrechen, Kopfschmerzen, Schwindel Atemdepression bis zur Apnoe bei zu rascher i. v.-Injektion und in hohen Dosierungen In der Aufwachphase Albträume und Halluzinationen Erhöhung des Risikos einer posttraumatischen Belastungsstörung bei Anwendung in der Notfallmedizin Steigerung der Abwehrreflexe in Pharynx und Larynx
HWZ (h)	2–4
Dosierung	Zur Narkoseeinleitung: Ketamin: 1–2 mg/kg KG i. v. oder 4–8 mg/kg KG i. m. Esketamin: 0,5–1 mg/kg KG i. v. oder 2–4 mg/kg KG i. m. Zur Aufrechterhaltung: Hälfte der Initialdosis alle 10–15 Min. Zur Analgesie: Ketamin: 0,5–1 mg/kg KG i. m. oder 0,25-0,5 mg/kg KG i. v. Esketamin: 0,25-0,5 mg/kg KG i. m. oder 0,125-0,25 mg/kg KG i. v.

Tab. 5.4 Nicht-Barbiturate *(Forts.)*

Medikament	Flunitrazepam
Indikation	Sedierung
Wirkeintritt	Ca. 3 min.
Wirkdauer (min)	45–90

Tab. 5.5 Benzodiazepine

Medikament	Flunitrazepam
Kontraindikationen	Myasthenia gravis, Ataxie Akutes Winkelblockglaukom Schwangerschaft (v. a. 1. Trimenon) und Stillzeit (Akute) respiratorische Insuffizienz, obstruktive Atemwegserkrankungen, Schlafapnoe-Syndrom Anterograde Amnesie Kombination mit Alkohol (verstärkte Alkoholwirkung), bestehende und überwundene Abhängigkeitserkrankungen bzw. Suchtanamnese
Nebenwirkungen	Gleichgültigkeit, Affektabflachung Tagessedierung, Müdigkeit, Schläfrigkeit, Gedächtnisstörungen, verminderte Reaktions- und Konzentrationsfähigkeit Missbrauch und physische Abhängigkeit (mit Toleranz und Dosissteigerung oder bei therapeutischer Dosierung, geringer als bei Barbituraten), Risiko schon nach mehrwöchiger Einnahmedauer v. a. bei den kurzwirksamen Benzodiazepinen Muskelschwäche → Gangstörungen, Sturz- und Frakturgefahr v. a. bei älteren Patienten, verwaschene Sprache Atemdepression (v. a. bei gleichzeitiger Opioideinnahme oder COPD) Amnesie Paradoxe Erregung mit Rededrang, Unruhe, Schlaflosigkeit und Angst (besonders bei Kindern und älteren Menschen) Schlaflosigkeit nach plötzlichem Absetzen (Rebound-Insomnie → ausschleichen) Appetitsteigerung mit Gewichtszunahme Libidoverlust, Zyklusstörungen, Potenzstörungen
HWZ (h)	16–35
Dosierung	Sedierung: 0,02 mg/kg KG i. v. 0,5–4 mg p. o.

Tab. 5.5 Benzodiazepine *(Forts.)*

Medikament	Midazolam
Indikation	Prämedikation, Kurznarkose, diagnostische Eingriffe, Sedierung (z. B. bei Regionalanästhesie)
Wirkeintritt	Ca. 3 min.
Wirkdauer (min)	30–45 min.
Kontraindikationen	Wie oben
Nebenwirkungen	Wie oben
HWZ (h)	1–2,2
Dosierung	Prämedikation Erwachsene: 0,3–0,5 mg/kg KG p. o. 0,025-0,05 mg/kg KG i. v. Prämedikation Kinder: 0,3–0,5 mg/kg KG rektal oder p. o. Sedierung (z. B. bei Regionalanästhesie) 0,025-0,05 mg/kg KG i. v. als Boli

Tab. 5.5 Benzodiazepine *(Forts.)*

BEACHTE

Vor der Injektion von Thiopental muss unbedingt die Lage des Gefäßzugangs kontrolliert werden! Durch eine **intraarterielle Injektion** können durch schwere Gefäßspasmen schwere **Gewebsnekrosen** verursacht werden (Thiopental ist stark alkalisch: pH-Wert ca. 10)!
Nach einer akzidentellen intraarteriellen Injektion wird der Gefäßzugang belassen und zur Dilution und Neutralisierung des pH-Wertes mit größerer Menge physiologischer Kochsalzlösung gespült und zusätzlich das vasodilatatorisch wirksame Lidocain injiziert.
Bei versehentlichen paravenösen Injektionen können sich schmerzhafte Neuritiden entwickeln. Der Arm muss ruhiggestellt werden und die

bereits injizierte Lösung sollte möglichst über die noch liegende Kanüle abgesaugt werden.
Eine **akute Überdosierung mit Barbituraten** äußert sich in zentralen Symptomen wie:

- Bewusstseinsstörungen bis hin zum tiefen Koma
- Atemdepression bis hin zur Apnoe
- Verlust des Muskeltonus, Abschwächung der Reflexe bis Areflexie
- EEG-Abflachung bis zur Nulllinie
- Hypothermie
- Mydriasis
- Hypotonie bis hin zum Schock
- Blasenbildung/Dekubiti durch Hypoxie

Therapeutisch stehen nur generelle Maßnahmen wie Intubation/Beatmung, Verhinderung der weiteren Resorption des Barbiturates und forcierte Ausscheidung bzw. Eliminierung sowie Korrektur des Wasser-, Elektrolyt- und Säure-Basen-Haushalts zur Verfügung. Ein Antidot gibt es nicht.

Inhalationsanästhetika [10, 11]

Unter dem Begriff Inhalationsanästhetika fasst man verschiedene Substanzen zusammen (→ Tab. 5.6), welche bei der Einatmung eine hypnotische Wirkung besitzen.

Medikament	Isofluran
Indikation	Balancierte Anästhesie, therapierefraktärer Status asthmaticus
Kontraindikation	Maligne Hyperthermie oder prädisponierende Erkrankung

Tab. 5.6 Inhalationsanästhetika

Medikament	Isofluran
Nebenwirkungen	Geringe Zunahme der Hirndurchblutung und des Hirndrucks, geringe negativ ionotrope Wirkung, Abfall des peripheren Widerstands, Atemdepression, Schleimhautreizungen, bei langanhaltender Narkose Hepatitis durch lebertoxische Metaboliten
Dosierung	Narkoseeinleitung: 1,5–3,5 Vol. % in Kombination mit N_2O Narkoseaufrechterhaltung: 0,7–1,4 Vol. %
MAC	1,2
Medikament	Desfluran
Indikation	Balancierte Anästhesie (vor allem in der Adipositas-Chirurgie – geringere Anreicherung im Fettgewebe) Niedrigflussnarkosen
Kontraindikation	Maligne Hyperthermie oder prädisponierende Erkrankungen, Schwangerschaft
Nebenwirkungen	Broncho-/Laryngospasmus durch stechenden Geruch, geringe negativ inotrope Wirkung, Atemdepression, geringer Hirndruckanstieg, bei längerer Narkose Hepatitis durch lebertoxische Metaboliten
Dosierung	Narkoseeinleitung 18 Vol. % in Kombination mit N_20 4–11 Vol. % Narkoseaufrechterhaltung: 2–8 Vol. % (in Abhängigkeit von Opioidgabe)
MAC	6,0
Medikament	Sevofluran
Indikation	Balancierte Anästhesie (auch bei Herz- und intrakraniellen OPs)

Tab. 5.6 Inhalationsanästhetika *(Forts.)*

Medikament	Sevofluran
Kontraindikation	Maligne Hyperthermie oder prädisponierende Erkrankungen. Inhalationsnarkotika ohne Chlor, mittelstarke Trigger
Nebenwirkung	Geringe Zunahme der Hirndurchblutung und des Hirndrucks, geringe negative inotrope Wirkung, Abfall des peripheren Widerstands, Atemdepression
Dosierung	Narkoseeinleitung: 8 Vol. % in Kombination mit N_2O bis zu 5 Vol. % bei Erwachsenen, 7 Vol. % bei Kindern Narkoseaufrechterhaltung: 0,5–3,0 Vol. % (in Abhängigkeit von der Opioidgabe)
MAC	2,0
Medikament	Distickstoffmonoxid
Indikation	Zusätzliches Analgetikum im Rahmen balancierter Anästhesie (es verringert die MAC-Werte von Dampfnarkotika um 50–60 %, wenn es im Gasgemisch zu 65–70 % enthalten ist) Als Monopräparat: Verwendung in der Zahnmedizin, Kinderchirurgie, Geburtshilfe
Kontraindikation	Schwere Koronar- oder Myokarderkrankungen, vorliegende oder mögliche Hirndruckerhöhung, pathologische Luftansammlungen (Ileus, nicht drainierter Pneumothorax, Mediastinalemphysem), Frühschwangerschaft
Nebenwirkungen	Zunahme von Hirndurchblutung und Hirndruck, negativ inotrope Wirkung, Anstieg des peripheren und pulmonalen Gefäßwiderstandes, mögliche Knochenmarksdepression mit Bild einer Anämie, Oxidation und damit Zerstörung von Vitamin B_{12}
Dosierung	Max. 70 % in Kombination mit O_2
MAC	105

Tab. 5.6 Inhalationsanästhetika *(Forts.)*

Medikament	Xenon
Indikation	Kardial instabile Pat., auch als schwach radioaktiver Marker bei Perfusionsmessungen z. B. Gehirn Sehr hochpreisig, deshalb bisher geringe Bedeutung
Kontraindikation	Bisher nicht bekannt
Nebenwirkungen	Bisher nicht bekannt
Dosierung	Um eine Hypoxie zu vermeiden, wird ein Xenon–O_2-Verhältnis von 70:30 verwendet (Beachte: Xenon zeigt Verluste bei Lagerung und im Leitungssystem (Diffusion durch Gummischlauch))
MAC	71

Tab. 5.6 Inhalationsanästhetika *(Forts.)*

Im Wesentlichen werden folgende unterschieden:

- Dampfnarkotika: z. B. Isofluran, Desfluran und Sevofluran
- Gasnarkotika: Distickstoffmonoxid (Distickstoffoxid, Lachgas, Stickoxidul, N_2O) Xenon

MERKE

Die mittlere alveoläre Konzentration (MAC) ist ein Maß für die Wirkungsstärke eines Inhalationsanästhetikums. Der MAC_{50}-Wert bezeichnet die Konzentration, bei der die Hälfte der Pat. auf einen definierten Schmerzreiz auf der Haut keine Abwehrreaktion mehr zeigt.
Ein niedriger Wert entspricht einer hohen Wirkstärke. Der Wert wird durch viele physiologische Faktoren wie Alter, Temperatur, chronischer Schmerzmittelbedarf usw. beeinflusst.

VORSICHT

Tritt eine maligne Hyperthermie auf, muss die Gabe des Inhalationsanästhetikums sofort beendet werden und Dantrolen (initial Bolus von 2,5 mg/kg tatsächliches Körpergewicht) verabreicht werden.

Muskelrelaxanzien [10, 12]

Nach dem Wirkungsmechanismus unterscheidet man:

- Depolarisierende Muskelrelaxanzien (→ Tab. 5.7): Suxamethonium = Succinylcholin
- Nicht depolarisierende Muskelrelaxanzien (→ Tab. 5.8): Atracurium, Mivacurium, Cisatracurium, Rocuronium, Vecuronium und Pancuronium

Medikament	Succinylcholin
Eigenschaft	Kürzeste Zeit bis Wirkbeginn aller Muskelrelaxanzien: 30–60 sek Wirkdauer: 3–5 min
Indikation	Rapid Sequence Induction, bei Pat. wie Schwangeren, Adipösen und Nicht-Nüchternen
Kontraindikation	Längerfristige Immobilisation (> 4–5 Tage), Lähmungen/Störung der Muskelinnervation, schwere intraabdominale Infektionen, großflächige Verbrennungen, Nierenversagen, perforierende Augenverletzungen, atypische Cholinesterase – verlängerte Wirkdauer, Hirndruckerhöhung, myotonische Muskelerkrankungen
Nebenwirkungen	Muskelfaszikulation nach Injektion, Hyperkaliämie, Herzrhythmusstörungen, postoperativer Muskelkater, Anstieg des Augeninnendrucks und intrakraniellen Drucks, Steigerung der Speichel- und Bronchialsekretion, Histaminfreisetzung, **starke Triggersubstanz der malignen Hyperthermie**
Dosierung	Intubationsdosis: 70–100 mg/70 kg KG (1–1,5 mg/kg KG)

Tab. 5.7 Depolarisierende Muskelrelaxanzien

Medikament	Rocuronium
Zeit bis Wirkbeginn (min)	1–2
Wirkdauer (min)	30–50
Eigenschaften	Prinzipiell als Ersatz für Succinylcholin in der RSI geeignet, Elimination zu 50 % hepatisch – Kumulation bei Leberinsuffizienz möglich
Nebenwirkungen	Geringe Histaminfreisetzung, Tachykardie
Kontraindikation	Überempfindlichkeit gegen den Wirkstoff
Dosierung	Intubationsdosis: 40–50 mg/70 kg KG (0,6 mg/kg KG) RSI: 60 mg/70 kg KG (0,9 mg/kg KG) Repetitionsdosis nach 20–30 Min.: 5–10 mg/70 kg KG (0,075-0,15 mg/kg KG)
Medikament	Vecuronium
Zeit bis Wirkbeginn (min)	2–3
Wirkdauer (min)	30–40
Eigenschaften	Große therapeutische Breite, Elimination hepatisch und renal – Kumulation möglich, kaum plazentagängig
Nebenwirkungen	Bradykardien v. a. in Kombination mit Oplolden
Kontraindikation	Überempfindlichkeit gegen den Wirkstoff
Dosierung	Intubationsdosis: 7 mg/70 kg KG (0,1 mg/kg KG) Repetitionsdosis nach 20–30 Min. 2 mg/70 kg KG (0,03 mg/kg KG)
Medikament	Atracurium
Zeit bis Wirkbeginn (min)	2–3

Tab. 5.8 Nicht-depolarisierende Muskelrelaxanzien

Medikament	Atracurium
Wirkdauer (min)	20–35
Eigenschaften	Abbau durch Hofmann-Elimination – Verwendung auch bei Leber- und Niereninsuffizienz möglich, kaum plazentagängig
Nebenwirkungen	Histaminfreisetzung, Tachykardie, mögliche Krampfanfälle durch das beim spontanen Zerfall freigesetzte ZNS-gängige Laudanosin
Kontraindikation	Zurückhaltender Einsatz bei Asthmatikern
Dosierung	Intubationsdosis: 35–45 mg/70 kg KG (0,5–0,6 mg/kg KG) Repetitionsdosis nach 20–25min.: 10–15 mg/70 kg KG (0,1–0,2 mg/kg KG)
Medikament	Cisatracurium
Zeit bis Wirkbeginn (min)	2–4
Wirkdauer (min)	30
Eigenschaften	4–5-fach höher potentes Stereoisomer des Atracuriums, Abbau durch Hofmann-Elimination – Verwendung auch bei Leber- und Niereninsuffizienz möglich, kaum plazentagängig
Nebenwirkungen	Mögliche Krampfanfälle durch das beim spontanen Zerfall freigesetzte ZNS-gängige Laudanosin
Kontraindikation	Durch epileptogene Wirkung des Laudanosin – zurückhaltender Einsatz bei Epileptikern
Dosierung	Intubationsdosis: 7–10 mg/70 kg KG (0,1–0,15 mg/kg KG) Repetitionsdosis nach 20–25 Min.: (10–15 mg/70 kg KG (0,1–0,2 mg/kg KG)

Tab. 5.8 Nicht-depolarisierende Muskelrelaxanzien *(Forts.)*

Medikament	Mivacurium
Zeit bis Wirkbeginn (min)	2–3
Wirkdauer (min)	15–20
Eigenschaften	Kürzeste Wirkdauer aller nicht-depolarisierenden Muskelrelaxanzien, Abbau durch plasmatische Pseudocholinesterase – Anwendung bei Niereninsuffizienz möglich
Nebenwirkungen	Histaminfreisetzung
Kontraindikation	Zurückhaltender Einsatz bei Asthmatikern, schwere Leberfunktionsstörungen, hereditärer Cholinesterasedefekt, Plasmacholinesterasemangel
Dosierung	Intubationsdosis: 14 mg/70 kg KG (0,2 mg/kg KG) Repetitionsdosis nach 15 Min.: 4–7 mg/70 kg KG (0,05-0,1 mg/kg KG)
Medikament	Pancuronium
Zeit bis Wirkbeginn (min)	3–4
Wirkdauer (min)	40–90
Eigenschaften	Längste Wirkdauer, gut geeignet bei geplanter Nachbeatmung
Nebenwirkungen	Kumulation bei Leber- und Niereninsuffizienz möglich, Histaminfreisetzung, Tachykardie, selten: RR-Anstieg
Kontraindikation	Herzrhythmusstörungen, Hypersensitivität, Schwangerschaft
Dosierung	Intubationsdosis: 7 mg/70 kg KG (0,1 mg/kg KG) Initialdosis nach Intubation mit Succinylcholin 4 mg/70 kg KG (0,06 mg/kg KG) Repetitionsdosis nach 30–40 Min.: 2 mg/70 kg KG (0,03 mg/kg KG)

Tab. 5.8 Nicht-depolarisierende Muskelrelaxanzien *(Forts.)*

MERKE

Die Wirkung aller nicht-depolarisierenden Muskelrelaxanzien lässt sich z. B. bei Überdosierung oder Schwierigkeiten bei der Intubation durch die Cholinesterasehemmer Neostigmin und Pyridostigmin aufheben. Um cholinerge Nebenwirkungen zu vermeiden, kann begleitend das Parasympatholytikum Atropin appliziert werden.
Zur Reversierung von Rocuronium und Vecuronium steht – unter Vermeidung der cholinergen Nebenwirkungen – der Komplexbildner Sugammadex zur Verfügung.

Opioide [10, 13]

In der Anästhesie kommen vor allem Fentanyl und seine Derivate wie Alfentanil, Sufentanil und Remifentanil zum Einsatz (→ Tab. 5.9). Ihre Indikation und Wirkungs- sowie Nebenwirkungsspektrum liegt nah beieinander.

Wirkstoff	Fentanyl
Analgetische Potenz (vgl. Morphin = 1)	120
Anmerkungen	Stark analgetisch, Kumulation im Fettgewebe (kontextsensitive HWZ)
Wirkdauer (min.)	30–40
Einleitungsdosis in µg/kg KG i. v.	2–4
Bolusgabe in µg/kg KG i. v.	1–2
Kontinuierliche Gabe in µg/kg KG/Std. i.v.	1–5

Tab. 5.9 Fentanyl und Derivate

Wirkstoff	Alfentanil
Analgetische Potenz (vgl. Morphin = 1)	30
Anmerkungen	Bei kurzen operativen Eingriffen; im Vergleich zu Fentanyl schnellerer Wirkeintritt und kürzere Wirkdauer, häufiger Thoraxrigidität
Wirkdauer (min.)	10–15
Einleitungsdosis in µg/kg KG i. v.	10–25
Bolusgabe in µg/kg KG i. v.	10–15
Kontinuierliche Gabe in µg/kg KG/ Std. i.v.	15–45
Wirkstoff	Remifentanil
Analgetische Potenz (vgl. Morphin = 1)	200
Anmerkungen	Vorteilhaft bei Leber- und Niereninsuffizienz, keine Kumulation Beste Steuerbarkeit, kurze Wirkungsdauer
Wirkdauer (min.)	10
Einleitungsdosis in µg/kg KG i. v.	0,5–1
Bolusgabe in µg/kg KG i. v.	-
Kontinuierliche Gabe in µg/kg KG/ Std. i.v.	6–30 (=0,1–0,5 µg/kg KG/min)

Tab. 5.9 Fentanyl und Derivate *(Forts.)*

Wirkstoff	Sufentanil
Analgetische Potenz (vgl. Morphin = 1)	1000
Anmerkungen	Höchste analgetische Potenz, geringere Akkumulationsgefahr als Fentanyl
Wirkdauer (min.)	30
Einleitungsdosis in µg/kg KG i. v.	0,2–0,5
Bolusgabe in µg/kg KG i. v.	0,1–0,2
Kontinuierliche Gabe in µg/kg KG/ Std. i.v.	0,3–1,5

Tab. 5.9 Fentanyl und Derivate *(Forts.)*

Indikation

- Analgesie im Rahmen einer balancierten Anästhesie, Analgosedierung (prä- und postoperative Schmerztherapie)

Wirkung

- Supraspinal: Unterdrückung von Schmerzerkennung und Schmerzreaktionen
- Spinal: Verminderung der Intensität und Fortleitung von Schmerzimpulsen

Nebenwirkungen

- Sedierung
- Obstipation, Harnverhalt
- Miosis
- Erbrechen, Übelkeit, verzögerte Magenentleerung
- Orthostatische Hypotonie
- Atemdepression
- Thoraxrigidität

BEACHTE

Falls notwendig kann die Wirkung von Opioiden mit Naloxon, als reiner Opoidantagonist, aufgehoben werden. Neben der atemdepressiven wird aber auch die analgetische und sedierende Wirkung aufgehoben, welche dann mit Nichtopioidanalgetika überbrückt werden muss. Die Wirkung von Naloxon klingt evtl. schneller ab als die des Opioids, deshalb muss eine längerfristige Überwachung der Pat. gewährleistet sein.

Lokalanästhetika

Sie werden unterschieden in:

- Estertyp: Procain, Tetracain (→ Tab. 5.10)
- Amidtyp: Prilocain, Lidocain, Mepivacain, Bupivacain, Ropivacain (→ Tab. 5.11)

Substanz	Procain
Besonderheiten	Wird v. a. wegen allergischer Nebenwirkungen kaum eingesetzt
Anwendungsbereiche	Spinal-, Infiltrations-, Oberflächenanästhesie
Wirkdauer (min.)	30–90
Maximaldosis (Erw.) ohne Adrenalinzusatz	500 mg
Substanz	Tetracain
Besonderheiten	Wird v. a. wegen allergischer Nebenwirkungen kaum eingesetzt
Anwendungsbereiche	Spinal-, Infiltrations-, Oberflächenanästhesie
Wirkdauer (min.)	120–600
Maximaldosis (Erw.) ohne Adrenalinzusatz	100 mg

Tab. 5.10 Estertyp

Substanz	Prilocain
Besonderheiten	Größte therapeutische Breite, beim Abbau entsteht o-Toluidin = Methämoglobinbildner
Anwendungsbereiche	Epidural-, Infiltrations-, Plexusanästhesie
Wirkdauer (min.)	60–180
Maximaldosis (Erw.) ohne Adrenalinzusatz	400 mg
Substanz	Lidocain
Besonderheiten	Häufig zur Oberflächenanästhesie verwendet (Pflaster, Gel oder Spray)
Anwendungsbereiche	Epidural-, Spinal-, Infiltrationsanästhesie und peripherer Nervenblock
Wirkdauer (min.)	60–120
Maximaldosis (Erw.) ohne Adrenalinzusatz	300 mg
Substanz	Mepivacain
Besonderheiten	Häufig verwendet zur Infiltration, z. B. Punktion/Katheteranlage bei wachen Pat.
Anwendungsbereiche	Epidural-, Spinal-, Infiltrationsanästhesie, Peripherer Nervenblock, Plexusanästhesie
Wirkdauer (min.)	90–180
Maximaldosis (Erw.) ohne Adrenalinzusatz	300 mg
Substanz	Bupivacain
Besonderheiten	Häufig zur Spinalanästhesie verwendet, lange Wirkdauer, ausgeprägte Kardiotoxizität, geringe therapeutische Breite

Tab. 5.11 Amidtyp

Substanz	Bupivacain
Anwendungsbereiche	Epidural-, Spinal-, Infiltrationsanästhesie, peripherer Nervenblock, Plexusanästhesie
Wirkdauer (min.)	120–600
Maximaldosis (Erw.) ohne Adrenalinzusatz	150 mg
Substanz	Ropivacain
Besonderheiten	Kardiotoxizität (geringer als bei Bupivacain), lange Wirkdauer
Anwendungsbereiche	Epidural-, Spinal-, Infiltrationsanästhesie, peripherer Nervenblock, Plexusanästhesie
Wirkdauer (min.)	120–500
Maximaldosis (Erw.) ohne Adrenalinzusatz	250 mg

Tab. 5.11 Amidtyp *(Forts.)*

Auch bei den Lokalanästhetika liegen Wirkung, Nebenwirkungen und Kontraindikationen nahe beieinander.

Wirkung (typischerweise in einer bestimmten Reihenfolge)

- Blockade der autonomen Fasern – Wärmegefühl durch Verlust des Gefäßtonus
- Verlust von Schmerz- und Temperaturempfinden
- Verlust von Berührungs- und Druckempfinden
- Verlust der Motorik

Nebenwirkungen

- Allergien v. a. durch Lokalanästhetika vom Ester-Typ, sonst extrem selten: Hauterscheinungen (Erythem, Urtikaria), schwere anaphylaktische Reaktion

- Toxizität prinzipiell bei allen Lokalanästhetika
- Zentralnervöse Wirkung:
  - Unruhe, Schwindel, Übelkeit/Erbrechen, Sehstörungen, Muskelzittern, Angst, verwaschene Sprache und Ohrklingeln
  - Häufig Taubheitsgefühl der Lippen und der Zunge, metallischer Geschmack
  - Generalisierte Krampfanfälle
- Hämodynamische Wirkungen:
  - Abnahme der Kontraktionskraft des Myokards
  - Vasodilatation
  - Bradykardie

Kontraindikationen

- Injektionen in Endstromgebiete
- KHK
- Hyperthyreose
- Mikroangiopathien

BEACHTE

Bei einer Lokalanästhetika-Intoxikation durch intravasale Gabe oder Überdosierung ist Eile geboten:
- Zufuhr stoppen
- i.v.-Gabe 20%-iger Lipidlösung
- Oxygenierung sicherstellen
- Bei Herzkreislaufstillstand → CPR
- Krampfanfälle → Antikonvulsiva

Adjuvanzien [10, 13]

Im Rahmen der Narkoseführung ist die Verwendung adjuvanter Medikamente meist unerlässlich (→ Tab. 5.12).

Wirkstoff	Indikation	Dosierung
Atropin	Bradykarde Herzrhythmusstörungen	0,25–1 mg/70 kg KG i. v.
Cafedrin +Theodrenalin	Kurzfristige Hypotonie (z. B. nach Narkoseeinleitung)	0,25–1 ml/70 kg KG i. v.
Adrenalin/ Epinephrin	Reanimation, anaphylaktischer Schock	Reanimation: 1 mg i. v. Anaphylaxie: 10 µg/kg KG i. m. in die Oberschenkelaußenseite (Vastus lat.) Bei Hypotonie: Bolusgabe 5–10 µg i. v. (entspricht 0,5–1 ml einer Verdünnung von 1 mg Adrenalin in 100 ml z. B. NaCl 0,9 %) Spritzenpumpe: 0,01-0,1 bis zu 1,0 µg/kg KG/min. i. v.
Noradrenalin/Norepinephrin	Schwere Hypotonien mit erniedrigtem peripherem Widerstand	Bolusgabe: 5–10 µg (1:100) entspricht 0,5–1 ml einer Verdünnung von 1 mg Noradrenalin in 100 ml z. B. NaCl 0,9 %) Spritzenpumpe: bei leichter bis mittlerer hämodynamischer Instabilität: 0,01-0,1 µg/kg KG/min. Bei schwerer hämodynamischer Instabilität: 0,1–1 µg/kg KG/min. i. v.
Dobutamin	Kontraktilitätssteigerung bei Herzinsuffizienz, schwere Hypotonien nicht kardialer Ursache	Spritzenpumpe: 2,5–12 µg/kg KG/ Min. i. v.

Tab. 5.12 Adjuvanzien

Wirkstoff	Indikation	Dosierung
Urapidil	Kurzfristige antihypertensive Therapie	10–15 mg Boli i. v. titrierend nach Wirkung
Glyceroltrinitrat	Akute Linksherzinsuffizienz mit Lungenstauung, hypertensive Krise mit Linksherzinsuffizienz, Angina pectoris	Bolusgabe: 20–50 µg i. v. Spritzenpumpe: 1–10 mg/h/70 kg KG
Clonidin	KHK, Hypertonie, Wirkverstärkung und Verlängerung von Lokalanästhetika bei Regionalanästhesien und von Opioiden, Aufwachreaktion z. B. bei Alkoholikern	Bolusgabe: 75–150 µg (1–2 µg/kg KG) i. v.

Tab. 5.12 Adjuvanzien *(Forts.)*

Im Rahmen der Prämedikationsvisite werden frühere OPs und Anästhesieverfahren, Transfusionen, Dauer und Ursachen evtl. vorangegangener Intensivtherapie, Medikamenteneinnahme, Allergien, Gerinnungsstörungen sowie Allgemeinerkrankungen erfragt. Des Weiteren erfolgt zusätzlich immer eine individuelle Risikoeinschätzung in der Einleitung.

TIPP

Aus der Medikamentenanamnese eines Pat. lassen sich häufig entscheidende Rückschlüsse auf vorliegende Allgemeinerkrankungen ziehen. [5]

Narkoserelevante Vorerkrankungen [5]

→ Tab. 6.1

Erkrankung	Komplikation	Prä- bzw. intraoperative Maßnahmen
Herzinsuffizienz	Akute kardiale Dekompensation	Optimale kardiale Rekompensation
KHK	Myokardischämie	Anxiolytische Prämedikation, ß-Blocker, kein Pausieren antianginöser Dauertherapie und ASS
Z. n. Myokardinfarkt	Perioperativer Reinfarkt	Wie bei KHK; elektive Eingriffe frühestens 6 Wochen nach einem Myokardinfarkt

Tab. 6.1 Narkoserelevante Vorerkrankungen

Erkrankung	Komplikation	Prä- bzw. intraoperative Maßnahmen
Arterielle Hypertonie	Perioperative RR-Schwankungen	RR-Senkung vor elektiven Eingriffen < 180/110 mmHg, kein Pausieren der antihypertensiven Therapie
Hypotonie	Perioperative RR-Senkung	Ggf. Volumensubstitution, Katecholamintherapie
Obstruktive und restriktive Lungenerkrankungen	Perioperative respiratorische Insuffizienz	Nikotinkarenz, Optimieren der respiratorischen Therapie, ggf. O_2-Therapie; Vorsicht bei der Gabe von Benzodiazepinen (ggf. atemdepressive Wirkung!)
Chronische Nierenkrankheit	RR-Abfälle, Hyperkaliämie, metabolische Azidose, Hypervolämie	Ggf. Dialyse, optimales Management der Volumensubstitution
Lebererkrankungen	Perioperatives akutes Leberversagen, Lebersynthesestörung	Hepatisch metabolisierte Medikamente meiden, ggf. Ausgleich von Gerinnungsfaktoren
Diabetes mellitus	Metabolische Azidose, Hypoglykämien	OP möglichst frühmorgens, intraoperativ engmaschige BZ-Kontrollen, ggf. Glukose- oder Insulinsubstitution
Hyperthyreose	Myxödemkoma	Hormonsubstitution
Struma	Trachealverlagerung, Trachealkollaps bei Tracheomalazie	Keine Muskelrelaxanzien bei Verdacht auf Tracheomalazie

Tab. 6.1 Narkoserelevante Vorerkrankungen *(Forts.)*

Erkrankung	Komplikation	Prä- bzw. intraoperative Maßnahmen
Cushing-Syndrom	BZ- und Elektrolytstörungen, schwierige Intubation, hypertensive Entgleisung, Komplikationen durch Folgeerkrankungen (KHK, Arteriosklerose)	Optimale BZ- und RR-Einstellung, Normalisierung des Wasser- und Elektrolythaushalts, ggf. postoperative Kortikoidsubstitution
Morbus Addison (primäre Nebennierenrinden-Insuffizienz)	Kardiovaskuläre und respiratorische Insuffizienz, Elektrolytstörungen, Koma	Substitutionstherapie mit Glukokortikoiden, Normalisierung des Wasser- und Elektrolythaushalts
Morbus Crohn (primärer Hyperaldosteronismus)	Akute Herzinsuffizienz, Elektrolyt- und BZ-Entgleisungen, Lungenödem	Ggf. Spironolacton, Korrektur des Wasser- und Elektrolythaushalts
Phäochromozytom	Hypertensive Entgleisung, Tachykardie, zentralnervöse Übererregbarkeit	Phenoxybenzamin zur α-Rezeptorblockade, bei Tachykardien zusätzlich β-Blocker
Akromegalie	Erschwerte Intubation und Maskenbeatmung, Hypertonie, Herzrhythmusstörungen, Elektrolyt- und BZ-Entgleisungen	Fiberoptische Intubation am wachen Pat., Korrektur des Wasser- und Elektrolythaushalts
Multiple Sklerose	Schübe durch postoperative Hyperthermie, Hyperkaliämie bei depolarisierenden Muskelrelaxanzien	Keine depolarisierenden Muskelrelaxanzien bei fortgeschrittener Erkrankung, postoperative Hyperthermie vermeiden, ggf. bestehende Kortikoidtherapie perioperativ mit erhöhter Dosis fortführen

Tab. 6.1 Narkoserelevante Vorerkrankungen *(Forts.)*

Erkrankung	Komplikation	Prä- bzw. intraoperative Maßnahmen
Epilepsie	Stumme Anfälle während der Allgemeinanästhesie (Cave: zerebrale Hypoxie!)	Kein perioperatives Pausieren von Anfallssuppressiva, Bevorzugen von Regionalanästhesie, ggf. EEG-Monitoring
Myasthenia gravis	Respiratorische Insuffizienz, erhöhte Aspirationsgefahr (reduzierter Hustenstoß)	Nicht depolarisierende Muskelrelaxanzien und Benzodiazepine vermeiden, Beibehalten der Vormedikation
Parkinson-Krankheit	Respiratorische Komplikationen, gestörte Atemmechanik	Perioperatives Fortführen bzw. Optimieren der medikamentösen Therapie
Morbus Bechterew	Verminderte Beweglichkeit der Halswirbelsäule → ggf. erschwerte Intubation	Fiberoptische Intubation
Adipositas	Störungen des Herz-Kreislauf-Systems, eingeschränkte Lungenfunktion (verminderte Residualkapazität, Hypoxie), erhöhte Aspirationsgefahr, ggf. erschwerte Intubation und Maskenbeatmung	Bevorzugen von Regionalanästhesie, ggf. „Ileuseinleitung“ ohne Maskenbeatmung (Cave: Hypoxie!), Aspirationsprophylaxe
Anorexie und Kachexie	Störungen des Wasser-, Säure-Basen- und Elektrolythaushalts, Hypoglykämien, Störungen des Herz-Kreislauf-Systems (Bradykardie, Hypotonie, Kardiomyopathie), gestörte Thermoregulation (Hypothermie)	Ausgleich des Wasser- und Elektrolythaushalts, engmaschige BZ-Kontrollen und ggf. Glukosesubstitution, optimale kardiale Rekompensation, Wärmemanagement

Tab. 6.1 Narkoserelevante Vorerkrankungen *(Forts.)*

Erkrankung	Komplikation	Prä- bzw. intraoperative Maßnahmen
Alkoholabhängigkeit	Elektrolytentgleisungen, Krampfanfälle, Delir	Prophylaxe der Delir-bedingten Kreislaufreaktionen mit Clonidin, Ausgleich des Wasser- und Elektrolythaushalts

Tab. 6.1 Narkoserelevante Vorerkrankungen *(Forts.)*

PONV [6]

Postoperative Übelkeit und Erbrechen, im klinischen Alltag häufig mit PONV (Post operative Nausea and Vomiting) abgekürzt, ist eine der häufigsten Nebenwirkungen von Allgemeinanästhesien. PONV wird ohne prophylaktische Maßnahmen bei 20–30 % der Patienten beobachtet.

Risikofaktoren für das Auftreten von PONV und Punktebewertung nach dem Apfel-Score → Tab. 6.2, → Tab. 6.3.

Risikofaktoren	Punkte
Patientenabhängige Risikofaktoren	
Weibliches Geschlecht	1
Nichtraucher	1
Anamnestische Kinetose (Reise-/Seekrankheit) und/oder PONV bei Vornakosen	1
Anästhesiebedingte Risikofaktoren	
Postoperative Schmerztherapie mit Opioiden	1

Tab. 6.2 Apfel-Score

Punkte aus dem Apfel-Score	Maßnahmen
=2	Hohes PONV-Risiko! Narkoseaufrechterhaltung mit TIVA. Möglichst vollständiger Verzicht auf Inhalationsanästhetika. Medikamentöse PONV-Prophylaxe
3–4	Medikamentöse PONV-Prophylaxe häufig als multimodale Antiemetikaprophylaxe mit: Serotonin $5HT_3$-Antagonisten (Ondansetron), Glukokortikoide (Dexamethason), Histamin-H_1-Antagonisten (Dimenhydrinat), Antipsychotika (Droperidol)

Tab. 6.3 Auswertung des Apfel-Score

Mallampati-Score

→ Abb. 6.1

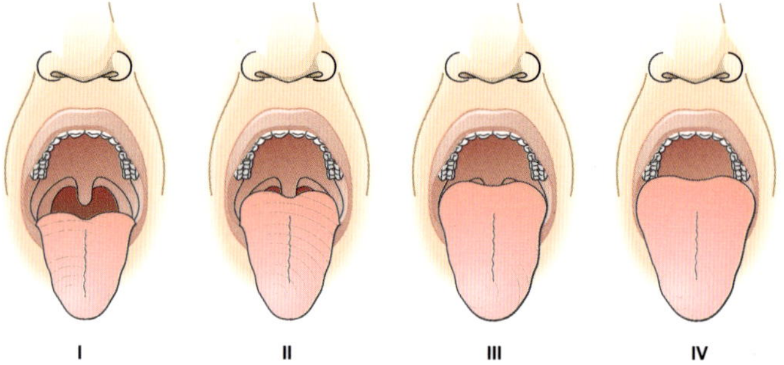

Abb. 6.1 Mallampati-Score [L106]

Die Einteilung nach Mallampati und Samsoon kann auf mögliche Intubationsprobleme hinweisen. Während Stufe 1 und 2 meist auf problemlose Intubationen verweisen, so kann bereits ab Stufe 3 eine schwierige Intubation erwartet werden. Ab Stufe 4 sollten zusätzliche Instrumente (z. B.: Videolaryngoskop) im Vorhinein bereitstehen [7].